息切れ
動悸・胸痛

自力で克服！

名医陣が教える

最新 1分体操 大全

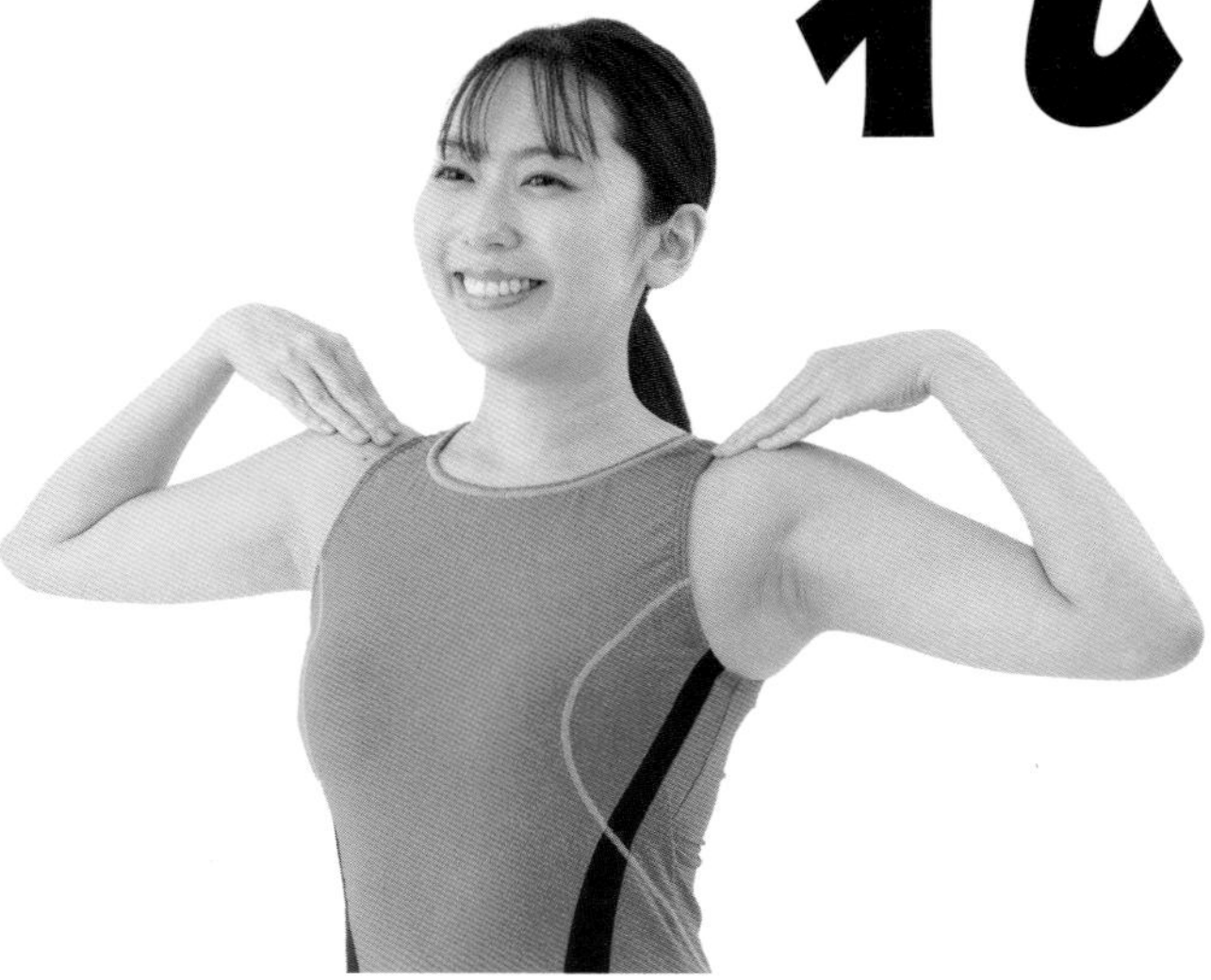

文響社

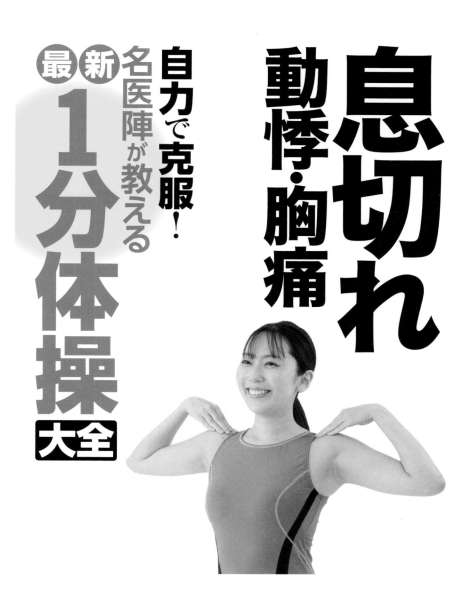

はじめに

「ちょっと歩いただけで息が上がる」
「休みながらでないと階段を上がれない」
「なんとなくだるくて、やる気が起きない」
「最近セキやたんが多くなった」
「脈が速くなったり飛んだりする」
「胸が締めつけられるように痛むことがある」

こうした症状に心当たりはありませんか。

これらの症状は、**肺や心臓などの衰えを知らせる重大なサイン**の可能性があります。「もう年だし、最近運動もしていないから、ちょっとしたことで**息切れ**や**動悸**《どうき》がするのは仕方がない」と思っている人は、改めてあなたの体が発するSOSに耳を傾けてください。こうした症状を放置していると病気がどんどん進行して、取り返しのつかないことになるかもしれません。

肺の病気が進行すると、だんだん息が浅く速くなって呼吸がしづらくなり、やがて一日じゅう「溺れるような息苦しさ」に苛《さいな》まれることになります。また、心臓の病気であれば突然死の危険もあります。肺や心臓は、一度壊れてしまうと再生しない臓器です。一刻も早く病気を見つけて対処することが重要なのです。

肺の病気で怖いのは、ゆっくりと進行するために異変に気づきにくいことです。息切れを起こす肺の病気には、肺がふくらんで（過膨張して）しまう**ＣＯＰＤ（慢性閉塞《へいそく》性肺疾患《しっかん》）**、肺が硬くなる**間質性肺炎**、気道が狭くなる**気管支ぜんそく**、気管支が広がって炎症を起こす**気管支拡張症**などがあります。いずれも進行するとやっかいな病気で、対処が早ければ早いほど改善しやすく、ＱＯＬ（生活の質）も高く維持できます。

心臓の場合も同様で、早期発見・早期治療がカギになります。最近急激に増えている**心不全**では、肺の病気と同じように息切れやだるさなどの症状が現れます。また、**狭心症**では胸がつまるような息苦しさや痛みを感じることもあります。私の専門は呼吸器疾患ですが、**肺の病気だと思って訪れた患者さんが、実は心臓の病気だったということは非常によくあるケース**です。

呼吸リハビリと心臓リハビリの効果

●呼吸リハビリと生存率

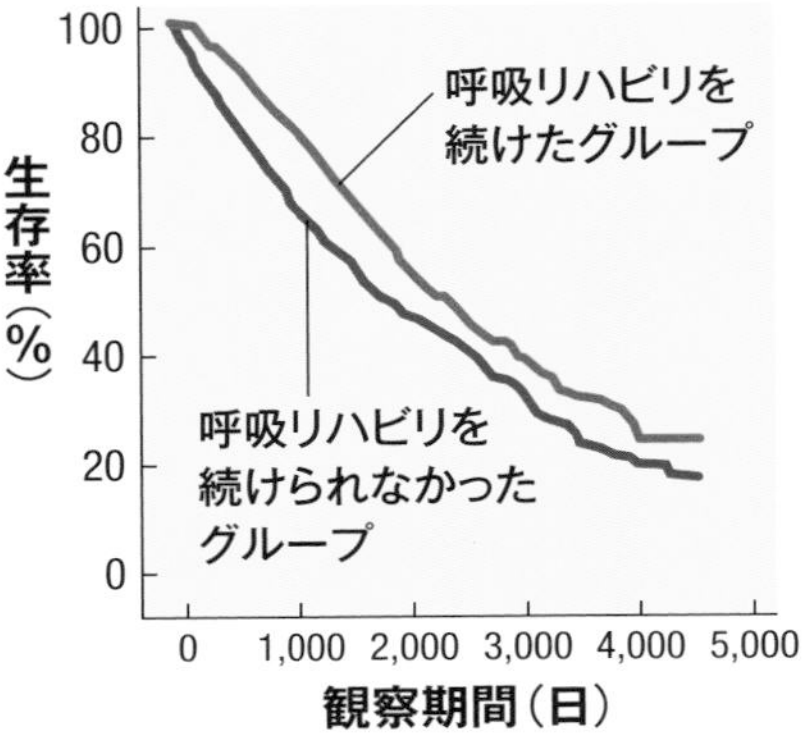

●心臓リハビリと生存率

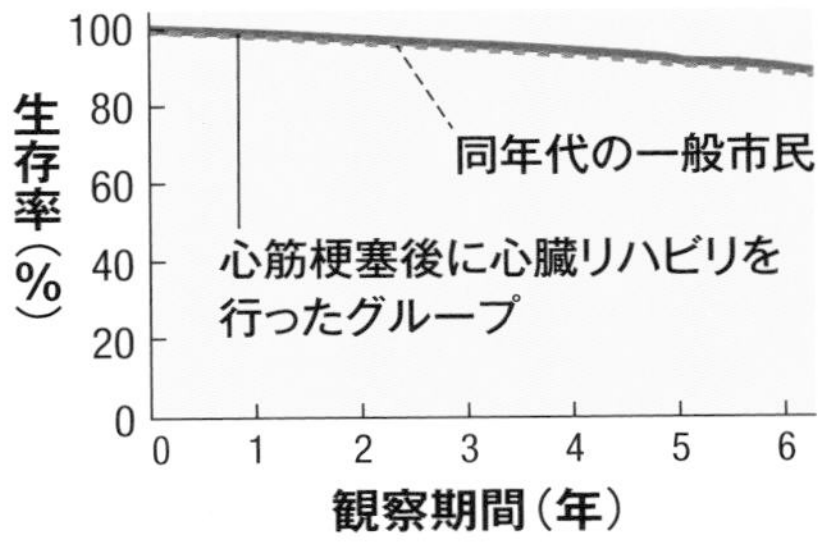

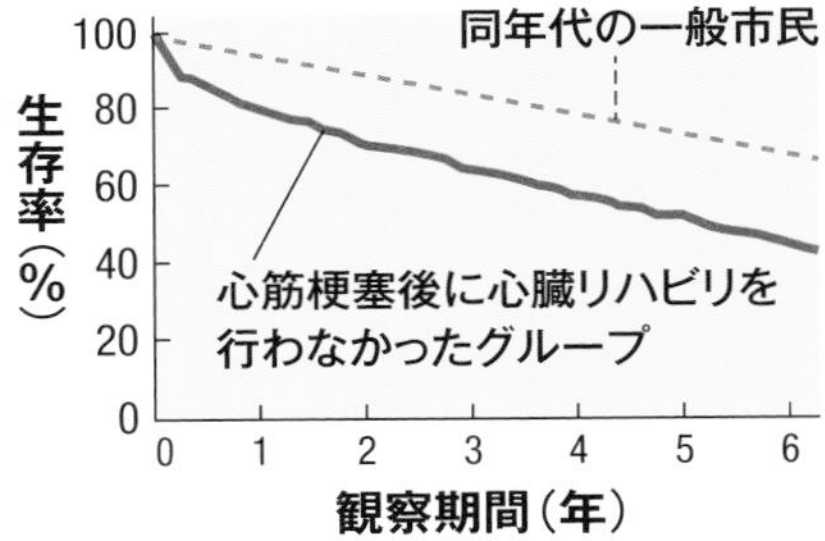

左上のグラフ（＊1）は、呼吸リハビリを12年間続けたグループと続けられなかったグループの長期生存率。呼吸リハビリを行うことで生存率は明らかに改善している。

右上のグラフ（＊2）は、心筋梗塞《こうそく》発症後、心臓リハビリを行ったグループの生存率。健常な人とほぼ同じ生存率を保っている。一方、右下のグラフ（＊3）は心筋梗塞発症後に心臓リハビリを行わなかったグループの生存率。健常な人に比べて生存率が大きく低下しているのがわかる。

肺や心臓の病気を治すには、手術や薬物療法しかないと思っている人が多いかもしれませんが、近年、呼吸リハビリや心臓リハビリなどの運動療法が心肺機能の回復に非常に有効であることがわかってきました。呼吸リハビリや心臓リハビリは病院の治療でも活用され、病気の回復が早まり、心肺機能がグンと向上して生存率が大幅に延びることも明らかになっています（上のグラフを

*1 Brandi J. Witt,et al.:Cardiac rehabilitation after myocardial infarction in the community.
*2*3 Houchen-Wolloff L,et al.:Survival following pulmonary rehabilitation in patients with COPD: the effect of program completion and change in incremental shuttle walking test distance.

参照）。今や運動療法は薬と同等か、それ以上に効果のある治療法として高い評価を得ているのです。

本書では、息切れや動悸・胸痛などの症状を引き起こす病気についてのくわしい解説とともに、呼吸リハビリや心臓リハビリで行われているさまざまな運動療法を厳選し、実践しやすい「1分体操」という形で紹介しています。また、日常生活で役立つセルフケアについても幅広く取り上げた、充実した内容の解説書になっています。

コロナ禍《か》が終焉《しゅうえん》に向かっている今こそ、ぜひ本書で紹介する「1分体操」や「セルフケア」を実践してください。すでに息切れや動悸に悩んでいる人ばかりでなく、病気が発症したり悪化したりするリスクを減らしたい人、肺も心臓もまだまだ元気という人にも、1分体操はおすすめです。

1分体操を毎日の習慣に取り入れて、肺や心臓の老化を防ぎ、いつまでも健康な体を手に入れようではありませんか！

国際医療福祉大学医学部呼吸器外科教授
山王病院呼吸器センター長
奥仲哲弥

目次

第6章 息切れ・動悸を徹底防止！日常の生活動作がらくになる！肺と心臓をいたわる「24時間呼吸らくらく生活術」

第7章 急に襲う息苦しさやぜんそく発作など緊急時に備えて覚えておきたい「呼吸困難・発作・パニック時の対処法」

国際医療福祉大学 教授 奥仲哲弥ほか

第1章

その息切れ・動悸、本当に年のせい？ 病気の可能性は？ あなたの症状から原因や重症度がわかる「1分セルフ診断」

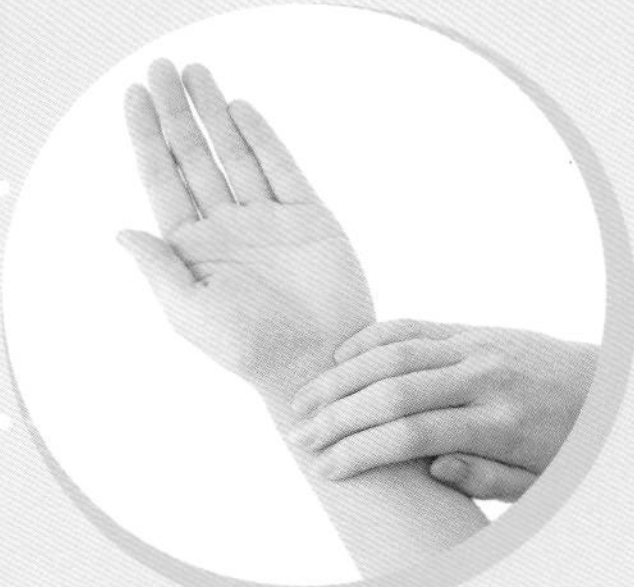

奥仲哲弥 国際医療福祉大学医学部呼吸器外科教授
山王病院呼吸器センター長

杉 薫 東邦大学医学部名誉教授
小田原循環器病院病院長

上月正博 東北大学名誉教授
山形県立保健医療大学理事長・学長

坂田隆夫 東邦大学医療センター大橋病院循環器内科元講師
アゴラ内科クリニック院長

息切れは体内の酸素不足を知らせるアラームで、肺・心臓・腎臓・甲状腺など内臓の衰えや病気の重大サイン

急ぎ足で歩いたり、坂道や階段を上ったりしたときに「ハア、ハア」と息切れを起こした経験は誰にでもあるでしょう。私たちにとって息切れは、体内の酸素不足を知らせるアラーム（警告音）のようなものです。

では、どのような体のしくみで息切れが起こるのでしょうか。実は、息切れが起こるときには脳の働きが深く関係していると考えられています。

呼吸をするときは、肋骨《ろっこつ》とその下部にある呼吸筋の横隔膜が連動しています。この動きを指示しているのは、脳の呼吸中枢という部分です。この呼吸中枢は、体の状態をモニターしながら呼吸の回数や深さを調節する役割を担っています。

さらに、呼吸中枢は、その上位にある大脳の中枢に支配されています。大脳の中枢は、呼吸中枢が下した指示について情報を受け取りながら、呼吸筋の働きや体内の酸素濃度をトータルで管理しています。そのため、**なんらかの原因で呼吸**

息切れが起こるしくみ

大脳の中枢は、呼吸中枢から情報を受け取りながら、呼吸筋の働きや体内の酸素濃度を管理している。呼吸筋の働きと体内の酸素濃度のバランスがくずれると、もっと呼吸するようにと脳から指示が下り、息切れが起こる。

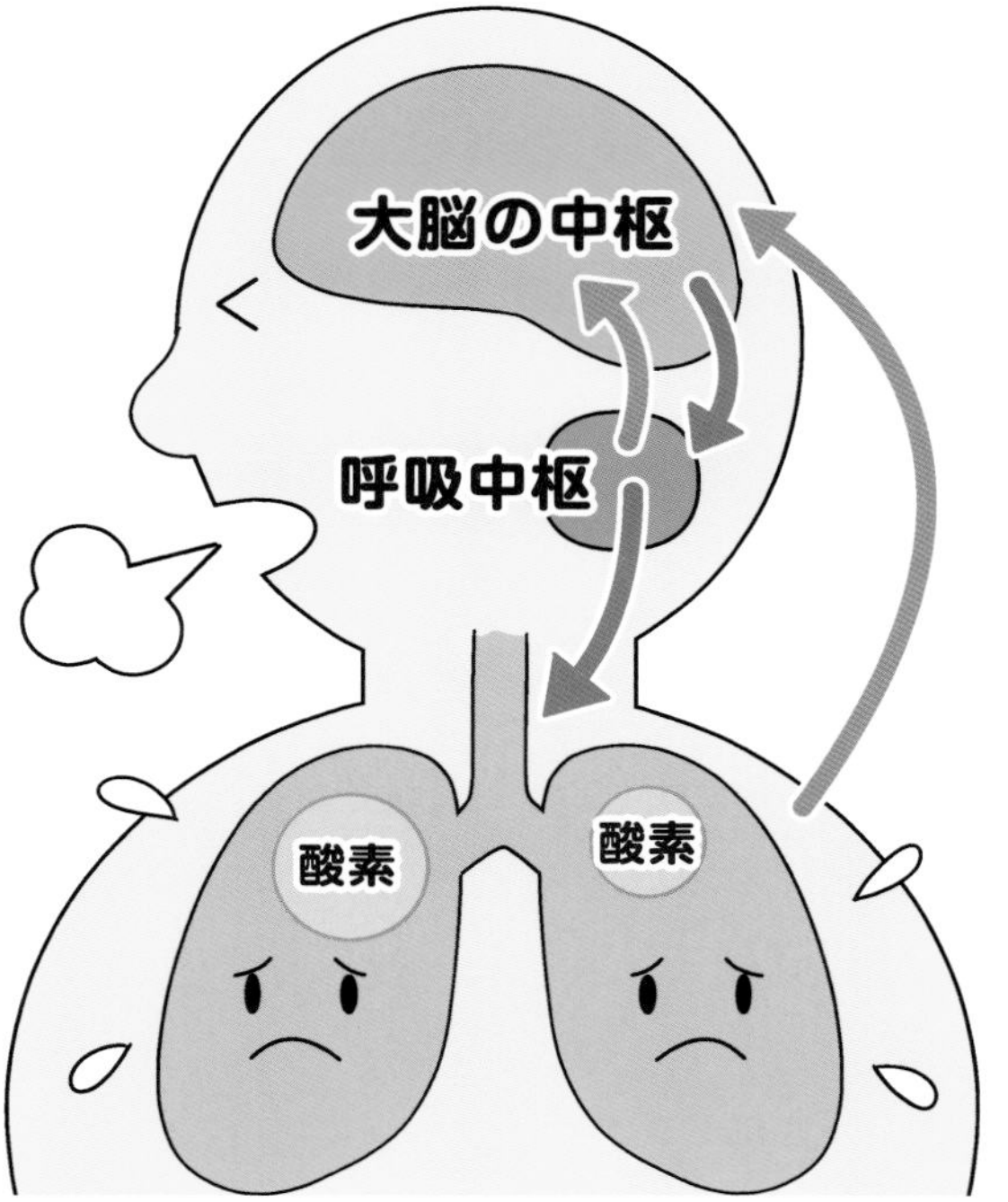

筋の働きと体内の酸素濃度のバランスがくずれると、大脳の中枢➡呼吸中枢➡呼吸筋の経路で「目一杯、呼吸せよ」と指示が下り、息切れが起こるというわけです。

呼吸筋の働きと体内の酸素濃度のバランスがくずれる主な原因には、❶運動、❷呼吸筋や心肺機能の衰え、❸心身の緊張、❹肺や心臓の病気などがあります。心肺機能の衰えだけでなく、腎《じん》臓や甲状腺《せん》など内臓の病気が関係していることもあるので注意が必要です。（奥仲哲弥）

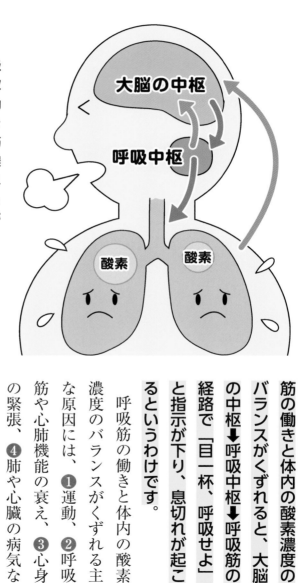

あなたの息切れの原因も、肺や心臓の病気の可能性があるかもわかる「息切れ・動悸セルフチェック」

息切れを頻繁に起こす人は、体力や心肺機能が衰えているだけでなく、肺や心臓などの内臓の病気が潜んでいる可能性があります。特に、息切れに加えて動悸《どうき》も起こる人は、狭心症や心不全、心筋梗塞《こうそく》といった命にかかわる心臓病の疑いがあるので気をつけなければなりません。

そこで、行ってほしいのが左ページの**「息切れ・動悸セルフチェック」**です。

この息切れ・動悸セルフチェックでは、自覚症状の有無を回答し、肺や心臓の衰えや異常を調べます。**全20項目あるので、該当する項目に✓を入れましょう。**✓を入れた項目によって、**COPD（慢性閉塞《へいそく》性肺疾患《しっかん》）**、**気管支ぜんそく**、**肺炎（誤嚥《ごえん》性）**、**心不全**、**不整脈**、**狭心症**、**心筋梗塞**の可能性があると判定されます。セルフチェックの結果、疑われる病気がわかったら、それぞれの病気の解説ページを読み、どのような対策をとればいいのかを確かめてください。

（奥仲哲弥）

息切れ・動悸セルフチェック

チェック項目 ※該当する項目の■に✓を入れる			疑われる病気
1	□	長めの階段を上がると息切れがする	COPD（慢性閉塞性肺疾患）➡16ページ、23ページ参照 ※特に、6番に該当する場合は要注意
2	□	同世代の人よりも歩くのが遅く息切れすることがある	
3	□	若いころから、冬の朝にセキやたんが出やすい	
4	□	前かがみになると息切れ・動悸がする	
5	□	たんが絡んで一度で出しきれない	
6	□	20年以上、喫煙している（喫煙していた）	
7	□	寒い日や雨の日にセキが続けて出ることがある	気管支ぜんそく ➡18ページ、22ページ参照
8	□	息をするときに「ヒューヒュー」「ゼーゼー」と音がする	
9	□	3週間以上、セキが止まらない	
10	□	色のついた、たんが出る	肺炎（誤嚥性）➡24ページ参照
11	□	食事中や夜中にむせることがある	
12	□	飲み込む力が弱くなった	
13	□	息切れに加えて動悸がする	心不全 ➡20ページ、30〜31ページ参照
14	□	夜、横になるとセキが出る	
15	□	手や足、顔がむくむ	
16	□	体がだるく疲れやすい	
17	□	数日で体重が1〜2キロ増えた	
18	□	胸が強くドキドキして不快感や苦しさがある	不整脈 ➡28ページ、31ページ参照
19	□	脈が飛んだり、乱れたりする	
20	□	胸が締めつけられるように痛む	狭心症、心筋梗塞 ➡26ページ、31〜32ページ参照

※1つでもチェックがつけば肺や心臓が衰えている。10番に該当する人は気管支拡張症や肺がん、11・12番に該当する人は誤嚥性肺炎が疑われる。

息切れに加えて「たんが絡む」「喫煙歴」があれば慢性閉塞性肺疾患が心配で「COPDチェック」で要確認

「慢性閉塞《へいそく》性肺疾患《しっかん》」（COPD）は、主にタバコの煙が原因で肺の機能が低下する病気です。過去に喫煙歴があり、**セキ**が出る、**たん**が絡《から》む、**息切れ**が起こるなどの症状がある人は、COPDの疑いがあります（23ページ参照）。

COPDは、「COPD集団スクリーニング質問票」（COPD-PS。以下、COPDチェックという）で簡単にセルフチェックができます。COPDチェックは、5つの設問から構成された質問票で、✓を入れた回答の合計点を求めます。その結果、**合計点が4点以上ならCOPDの可能性があると判定**されます。また、合計点が高いほどCOPDの疑いが濃厚になります。

COPDが疑われる人は、呼吸器内科を受診して検査を受けてください。COPDの正式な診断は、スパイロメーターという機器による呼吸機能検査や、CT（コンピューター断層撮影）などの画像診断をもとに行います。

（奥仲哲弥）

COPD集団スクリーニング質問票（COPD-PS）

各設問の中から、最も当てはまるものの□に✓をつけましょう。

❶ 過去４年間に、どのくらい頻繁に息切れを感じましたか？

□ 全く感じなかった（０点）　□ 数回感じた（０点）
□ ときどき感じた（１点）
□ ほとんどいつも感じた（２点）　□ ずっと感じた（２点）

❷ セキをしたとき、粘液やたんなどが出たことが、これまでにありますか？

□ 一度もない（０点）
□ たまにカゼや感染症にかかったときだけ（０点）
□ １ヵ月のうち数日（１点）　□ １週間のうちほとんど毎日（１点）
□ 毎日（２点）

❸ 過去12ヵ月のご自身に最も当てはまる回答を選んでください。呼吸の問題のため、以前に比べて活動しなくなりましたか？

□ 全くそう思わない（０点）　□ そう思わない（０点）
□ なんともいえない（０点）
□ そう思う（１点）　□ とてもそう思う（２点）

❹ これまでの人生で、タバコを100本以上吸いましたか？

□ いいえ（０点）　□ はい（２点）　□ わからない（０点）

❺ 年齢はおいくつですか？

□ 35～49歳（０点）　□ 50～59歳（１点）
□ 60～69歳（２点）　□ 70歳以上（２点）

合計　　　　点　※合計４点以上の場合、COPDの可能性がある。

出典：Martinez FJ al. COPD. 2008：5：85より改変

息苦しさに加えて「セキ」が出る場合は気管支ぜんそくの疑いもあり「ぜんそくセルフ診断」で原因をチェック

気管支ぜんそく（以下、ぜんそく）は、気管支の慢性的な炎症によってセキや喘鳴《ぜんめい》（ゼーゼー、ヒューヒューという呼吸音）などの症状が現れる呼吸器疾患《しっかん》です（22ジペー参照）。息苦しさに加え、セキがあればぜんそくが疑われるでしょう。

ぜんそくの診断では、患者さんに問診を行い、症状の現れ方、本人と家族の既往歴、アレルギーの有無などから、ぜんそくの可能性を探っていきます。そうした問診の手引きとなるのが、一般社団法人日本喘息《ぜんそく》学会「喘息診断実践ガイドライン」に収録されている「喘息を疑う患者に対する問診チェックリスト」です。

これは自己診断法としても活用できます。左ジペーの**「ぜんそくセルフ診断」**は、このチェックリストをもとにしています。ふだんからセキが出る人は、ぜんそくセルフ診断を行ってみてください。その結果、**大項目と小項目（いずれか1つ）に該当したらぜんそくが疑われる**ので医療機関を受診しましょう。

（奥仲哲弥）

ぜんそくセルフ診断

最も当てはまるものの□に✓をつけましょう。

大項目		□	ぜんそくを疑う症状〔喘鳴、咳嗽《がいそう》（セキ）、喀痰《かつたん》、胸苦しさ、息苦しさ、胸痛〕がある
小項目	症状	□	ステロイドを含む吸入薬もしくは経口ステロイド薬で呼吸症状が改善したことがある
		□	喘鳴（ゼーゼー、ヒューヒュー）を感じたことがある
		□	３週間以上持続するセキを経験したことがある
		□	夜間を中心に起こるセキを経験したことがある
		□	息苦しい感じを伴うセキを経験したことがある
		□	症状は日内変動がある
		□	症状は季節性に変化する
		□	症状は香水や線香などの香りに誘発される
	背景	□	ぜんそくを指摘されたことがある（小児ぜんそくも含む）
		□	両親もしくは兄弟姉妹がぜんそくにかかったことがある
		□	好酸球性副鼻腔炎がある
		□	アレルギー性鼻炎がある
		□	ペットを飼いはじめて１年以内である
		□	末梢血好酸球が 300/μL 以上である
		□	アレルギー検査（血液もしくは皮膚検査）でダニ、真菌、動物に陽性を示す

※大項目に加え、小項目のいずれか１つ以上にチェックがあれば、ぜんそくが疑われる。症状の中では、喘鳴が最も特異性（ほかの病気では見られないこと）が高い。また、現れる症状の頻度は、セキ（咳嗽）が最も多い。

出典：一般社団法人日本喘息学会「喘息診療実践ガイドライン2021」より改変

息切れに加えて「だるさ」「むくみ」があれば「心不全セルフチェック」で心臓が弱っていないか確認

心不全は、単独の病名ではなく、血液を送る心臓のポンプ機能が衰え、全身の臓器が必要とする血液を十分に供給できなくなった状態を指します（30～31ジペー参照）。心臓弁膜症や心筋梗塞《こうそく》、高血圧といった病気に伴い、心臓に異常が起こった状態と考えればいいでしょう。心不全の症状としては、**息切れ**や**動悸**《どうき》、**セキ**、**胸痛**、**胸部不快感**、**手足のむくみ**、**冷感**、**体のだるさ**、**夜間頻尿**などが現れます。

こうした症状は、病気の有無にかかわらず高齢者なら誰にでも起こり得る症状です。そのため、実際は心臓に異常があるのに「年のせいだろう」と放置してしまい、重症化してしまうケースが少なくありません。

そこで、日本循環器学会は、**「心不全セルフチェックシート」**を公表しました（左ジペー参照）。このセルフチェックでは、「はい」に該当する数が多いほど心不全が疑われます。心臓が衰えている人は、ぜひ試してください。

（杉　薫）

心不全セルフチェックシート

各項目の中から、「はい」「いいえ」のどちらかに○をつけましょう。

1	生活習慣病（高血圧・糖尿病・脂質異常症）にかかっている。または過去に抗がん剤の投与や放射線治療を受けた	はい ・ いいえ
2	心臓の病気（左室肥大・心筋梗塞・弁膜症・不整脈・心筋症・心不全など）を指摘された	はい ・ いいえ
3	血縁関係のある家族（両親・祖父母・兄弟姉妹など）に心臓の病気や突然死した人がいる	はい ・ いいえ
4	息切れ・胸痛・胸部不快感・動悸がある	はい ・ いいえ
5	靴を履くときなどにかがみ込んだり、お辞儀のような姿勢を取ったりすると苦しくなる	はい ・ いいえ
6	夜間にセキが出たり、就寝中や横になったりすると息苦しくなり、起きるとらくになる	はい ・ いいえ
7	夜間、尿意をもよおして起きることが多い	はい ・ いいえ
8	1週間で合計2㌔以上の急激な体重増加がある	はい ・ いいえ
9	手足がむくむ	はい ・ いいえ
10	手足が冷たく、慢性的な疲れを感じる。また、意識を失ったことがある	はい ・ いいえ

※「はい」に○をつけた数が多いほど心不全が疑われる。特に、チェック項目の1、2、3、6、8、10は心不全の特徴的な兆候と考えられる。

出典：一般社団法人日本循環器学会「心不全セルフチェックシート」より改変

息切れ・動悸の原因疾患①

肺の病気

肺は、空気中の酸素を体内に取り入れ、不要になった二酸化炭素を外に排出する器官です。息を吸って口や鼻から取り込んだ空気は、咽頭《いんとう》・喉頭《こうとう》を通って気管へ入り、肺へと送られます。そして、肺に入った空気は、気管支の中を進んで細気管支の末端にある肺胞に到達します。肺胞では、酸素と二酸化炭素の交換（ガス交換）が行われており、息を吐くときは二酸化炭素が排出されるのです。

通常、酸素の取り込みと二酸化炭素の排出はバランスが保たれています。しかし、なんらかの原因で吸気・呼気のバランスがくずれ、息切れ・動悸《どうき》が起こることがあるのです。原因としては、次のような肺の病気が考えられます。

●気管支ぜんそく……空気の通り道である気道に慢性的な炎症が起こり、発作的に気道が狭くなる病気です。**原因はアレルギー**で、ダニ、ハウスダスト、ペットのフケ、カビなどの原因物質を吸引したときに発作が誘発されます。気道の

気道の構造

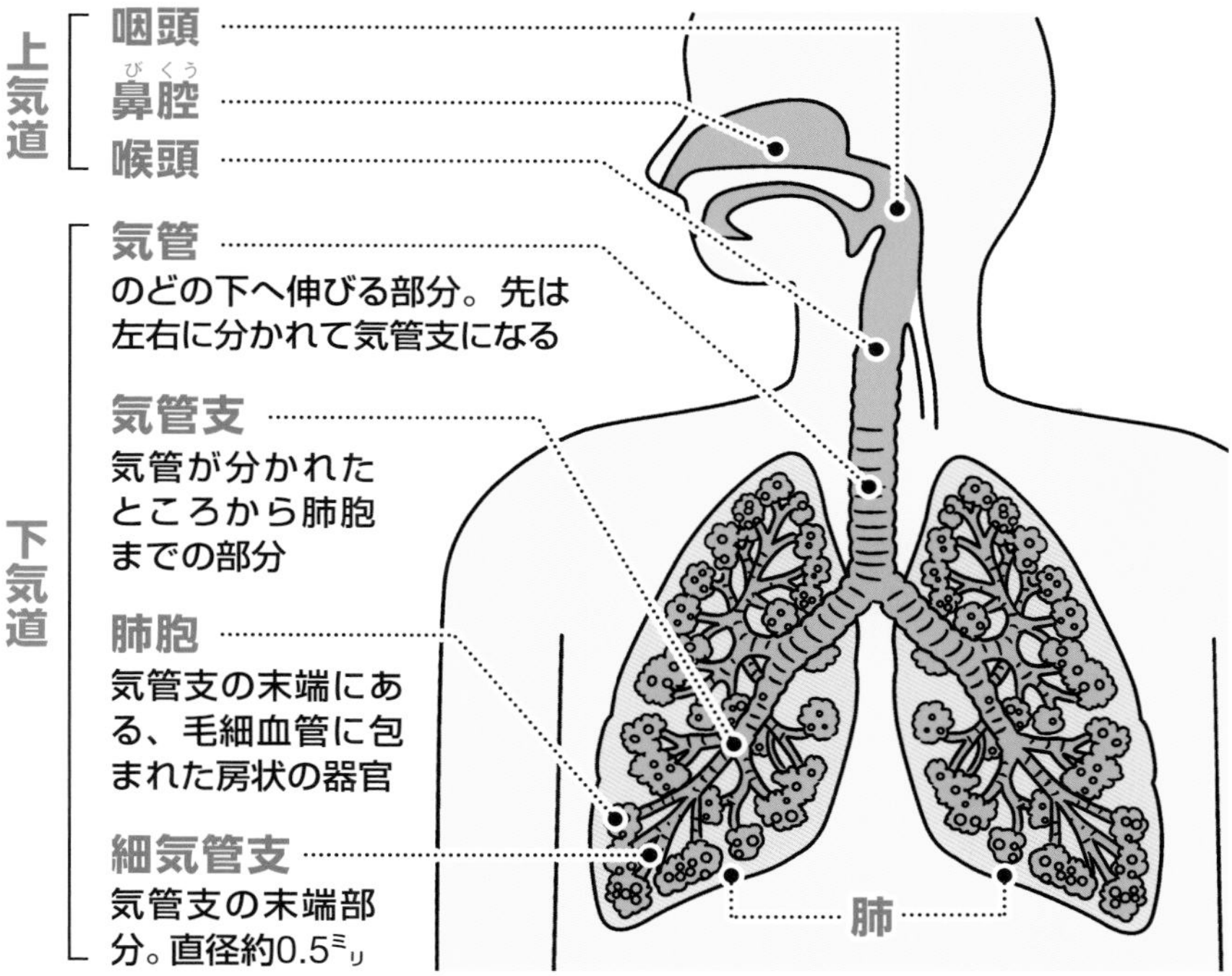

中が狭くなるため、息切れがしやすいほか、典型症状としてセキ、**喘鳴《ぜんめい》**（ゼーゼー、ヒューヒューという呼吸音）が現れます。

気管支ぜんそくは、突然死のリスクが大きいので注意しなければなりません。日ごろから吸入ステロイド薬などを使い、発作を抑制することが肝心です。

●COPD（慢性閉塞《へいそく》性肺疾患《しっかん》）

……**慢性気管支炎や肺気腫《はいきしゅ》をまとめてCOPDといいます。**

この病気の**90％以上はタバコの煙が原因**です。長年にわたる喫煙で肺に炎症が起こって、細気管支や肺胞が蝕まれ、息切れ、セキ、たんなどの症状が現れます。肺胞が破壊されて重症化すると、呼吸が苦しくなって在宅酸素療法（HOT）が必要となるため、早期治療が大切です。

●**誤嚥《ごえん》性肺炎**……**誤嚥によって肺に細菌が侵入し、肺に炎症が起こる病気**です。症状は息切れ、セキ、たんなどが現れます。

●**間質性肺炎**……**肺胞の壁に炎症が起こって線維化し、ガス交換がうまくできなくなる病気**です。原因は、膠原《こうげん》病、異物の吸入、薬剤などです。症状は、息切れ、セキ、たんなどが現れます。根治が難しく、急性増悪（急激な病状悪化）をさけながら、できるだけ余命を延ばすことが治療の目的となります。

●**気管支拡張症**……**気管支が拡張したままもとに戻らなくなる病気**で、非結核性抗酸菌感染とオーバーラップ（重複）することがあります。主な症状は血たんや喀血《かっけつ》ですが、重症化すると息切れ、喘鳴が現れるようになります。

●**肺がん**……**気管支や肺胞ががん（悪性腫瘍《しゅよう》）化する病気**です。症状は、セキ、たん、血たん、胸痛のほか、動いたときに息切れ、動悸、発熱が現れます。

●**肺高血圧症**……心臓から肺に血液を送る肺動脈の血流が悪くなり、**局所的に肺動脈の血圧が上昇する病気**です（一般的な高血圧とは異なる）。息切れ、動悸、セキ、血たん、体のだるさ、胸痛、全身のむくみなどが現れます。（奥仲哲弥）

動悸

心臓がドキドキ速く打つ動悸や脈が乱れる不整脈は心臓の衰えや自律神経の乱れが原因の可能性があり、まず自分がどのタイプかチェック

「動悸《どうき》」とは、心臓の拍動に異常が起こり、不快感や違和感を自覚する状態のことです。通常、心臓は1分間に60~100拍のペースで収縮していますが、拍動のリズムがくずれて「不整脈」が起こったときに動悸を感じるのです。

不整脈の主な原因は心臓の衰えや動脈硬化で、自律神経（意志とは無関係に血管や内臓の働きを支配する神経）も深く関係しています。ストレスを感じると、心臓や血管の働きを支配する自律神経のバランスが乱れ、不整脈が多発するのです。ですから、大きなストレスを抱えている人は不整脈に注意しましょう。

不整脈は、安静時に脈が標準よりも速くなる **「頻脈」**（毎分100拍以上）、脈が標準よりも遅くなる **「徐脈」**（毎分50拍以下）、脈が不規則になる **「期外収縮」** の3タイプに大きく分けられます。不整脈が疑われる人は、自分の脈拍を確かめ、どのタイプに当てはまるか自己チェックしてください（28ページ参照）。

（杉 薫）

心臓の病気には息切れ・動悸以外にも病気ごとに特徴的な症状があり「心臓病予兆チェック」で調べよ

息切れ・動悸《どうき》が起こりやすい人は、心臓の働きが弱っていることが多く、命にかかわる心臓病が隠れていることもあります。心臓病を発症すると、動悸以外の症状が予兆として現れるので見逃してはいけません。

例えば、胸が痛くなったときには**狭心症**、**心筋梗塞《こうそく》**が疑われます。また、体を動かしたときに息切れがするなら**心不全**、**心臓弁膜症**、脈が乱れるなら**不整脈**、手足に痛みやしびれがあるなら**末梢《まつしょう》動脈疾患《しっかん》（ＰＡＤ）**の可能性が考えられます。

それぞれの心臓病の症状や特徴を左ジペーの**「心臓病予兆チェック」**にまとめたので、心臓に不安のある人は自己チェックしてください。チェック項目に１つでも該当したら、その病気の疑いがあります。その場合は、速やかに循環器内科や心臓外科を受診し、心電図検査や、エコー検査、ＭＲＩ（磁気共鳴断層撮影）、ＣＴ（コンピューター断層撮影）などの画像検査を受けましょう。

（上月正博）

心臓病予兆チェック

チェック項目 ※該当する項目の□に✓を入れる		疑われる病気
□	胸が締めつけられるように痛む	狭心症 ➡31ページ参照
□	突然、冷や汗が出る	
□	安静にしていると、胸痛が15分以内に軽快する。あるいは、薬を服用すると発作が治まる	
□	強い胸痛が30分以上続く	心筋梗塞 ➡32ページ参照
□	薬を服用しても発作が改善しない	
□	少し歩いただけで息切れがする	心不全 ➡20ページ、30〜31ページ参照
□	重い荷物を持って歩けなくなった	
□	むくみやすくなった（特に、すねや足の甲）	
□	1週間で2キロ以上、体重が増えた	
□	脈が乱れることがある	不整脈 ➡28ページ、31ページ参照
□	突然、脈が速くなって胸が苦しくなるが、急に治まる	
□	脈がゆっくりになってめまいがしたり、まれに気を失ったりする	
□	歩いている途中で息苦しくなり、立ち止まるようになった	心臓弁膜症 ➡31ページ参照
□	トイレに行くだけで胸がドキドキすることがある	
□	階段を上るだけで息切れが長引く	
□	速く歩くと胸が痛むことがある	
□	手足の指が青白い。また手足がしびれる	末梢動脈疾患（PAD） ➡32ページ参照
□	一定の距離を歩くと、主に太ももが痛くなり、休憩しなければならないが、休むと数分で回復する	
□	じっとしていても手足に刺すような痛みがあり、夜の間によく眠れない	

※1つ以上に該当すると、その病気の疑いがある。

不整脈には動悸だけでなくさまざまなタイプがあり「自己検脈」で危険なタイプの不整脈か要チェック

不整脈には、脈拍が1分間に100回以上ある頻脈、脈拍が1分間に50回以下しかない徐脈、脈拍が不規則な期外収縮の3タイプに大別されます。いずれも、動悸《どうき》だけでなく息切れ、疲労感、めまい、失神などの症状を引き起こし、心臓病の前ぶれとして現れることもあるので注意が必要です。

不整脈かどうかは、実際に脈を測ればわかります。脈拍計を利用すれば簡単に脈を測れますが、緊急の場合に備えて手指で脈拍を測る**「自己検脈」**を心得ていたほうがいいでしょう。手指で脈拍を感じられる体の部位には、手首（橈骨《とうこつ》動脈）、足の甲（足背《そくはい》動脈）、のどぼとけの両わき（総頸《そうけい》動脈）などがあります。これらの中で、最も一般的な手首で脈拍を測る自己検脈の方法を紹介します。やり方は、左ジペーの図を参照してください。

脈拍を測るときは数をかぞえるだけでなく、**リズム**が規則的かどうか、**拍動**が大きすぎたり小さすぎたりしないか、**速度**は一定か、といったことにも注意を向けましょう。なお、脈拍は酸素飽和度の計測計や、心拍計つきの腕時計などでも確認することができます。

（坂田隆夫）

手首での脈拍の測り方

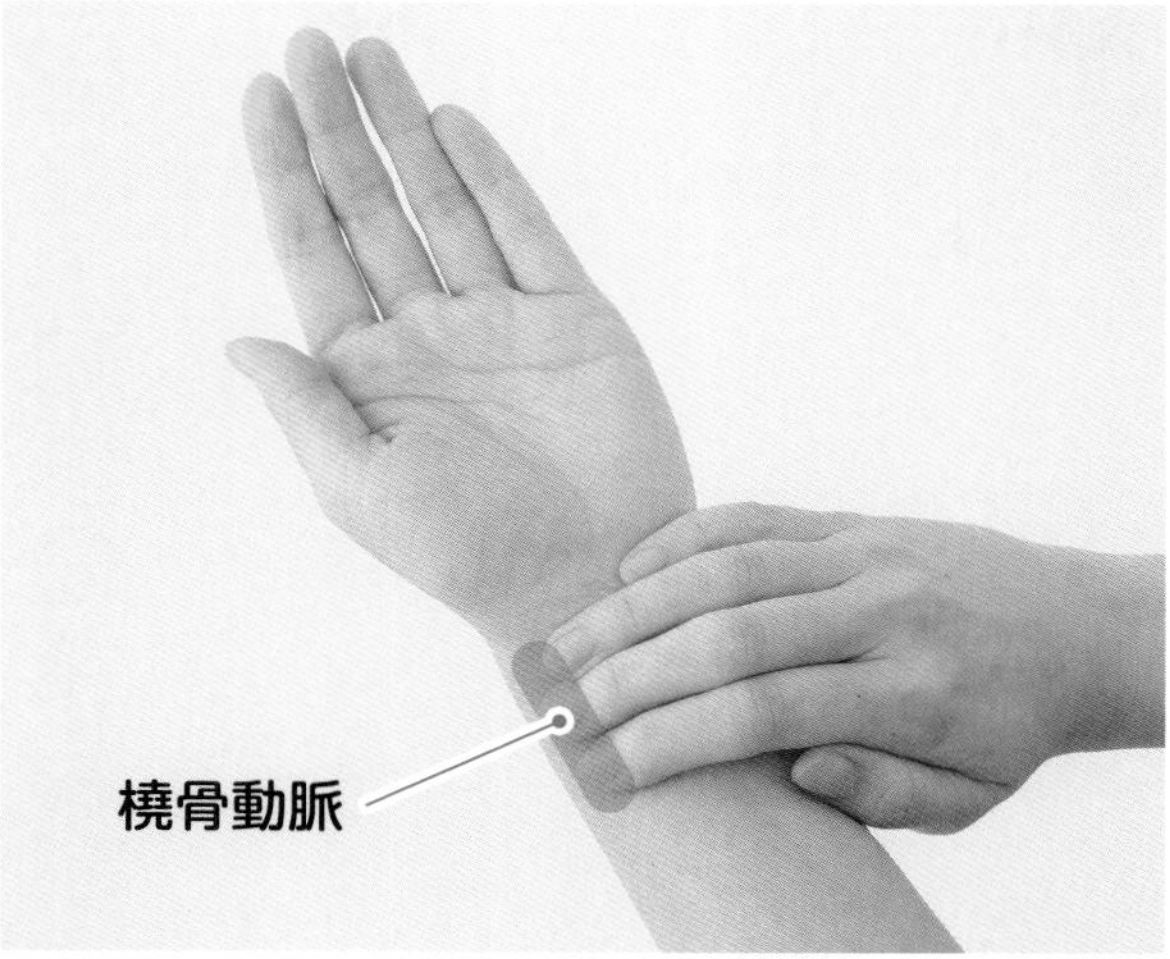

人さし指、中指、薬指で手首の親指側から前腕寄りの橈骨動脈に軽く触れ、15秒間の脈拍数をかぞえる。それに4を掛ければ、1分間の脈拍数がわかる。

不整脈のタイプ

正常

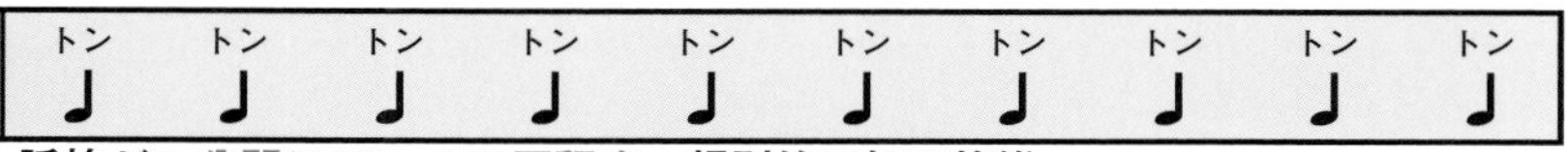
トン トン トン トン トン トン トン トン トン トン

脈拍が1分間に60～100回程度、規則的に打つ状態。
年齢によって正常な脈拍は変化する。

不整脈の例

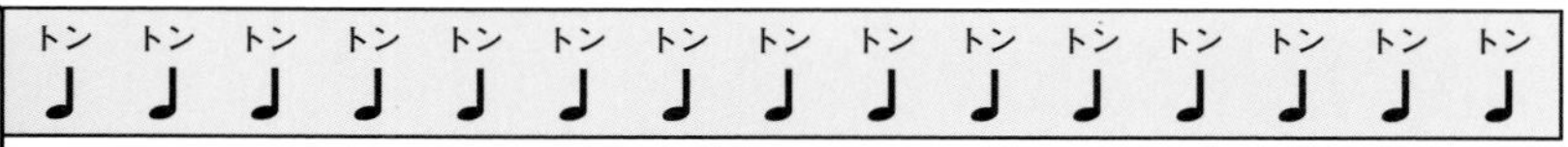
トン トン トン トン トン トン トン トン トン トン トン トン トン トン トン

脈拍が1分間に100回以上打つ状態（頻脈）。

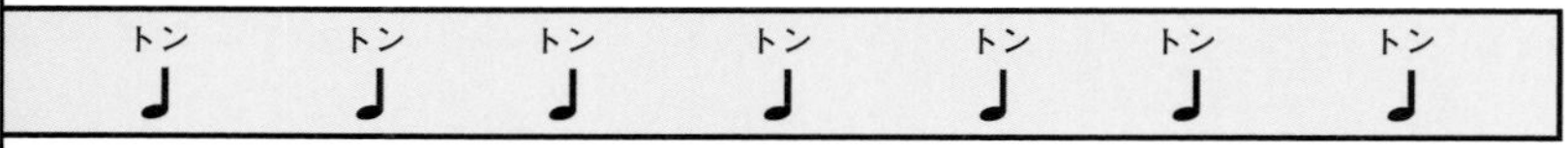
トン トン トン トン トン トン トン

脈拍が1分間に50回以下打つ状態（徐脈）。

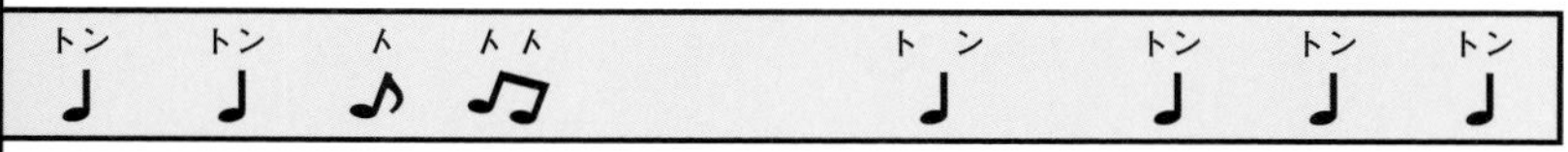
トン トン ト ト ト トン トン トン トン

脈拍が不規則な状態（期外収縮）。脈が飛んだように感じることがある。

息切れ・動悸の原因疾患②

心臓の病気

全身に血液を送り出す心臓は、生命を維持するために不可欠な臓器です。心臓の筋肉（心筋）は強靭で、私たちが生まれてから死ぬまでひと時も休まずに働きつづけ、常に拡張・収縮（拍動という）をくり返し、毎分5ℓ《リットル》もの血液を全身に送り出しています。しかし、加齢とともに動脈硬化が進行したり、ストレスなどの刺激を受けつづけたりすると、心臓病を発症することがあるので中高年や高齢者は注意しなければなりません。

心臓病の多くは、息切れ・動悸《どうき》が典型症状として現れます。ふだんから息切れ・動悸が頻繁に起こるようなら、次のような心臓病が疑われるでしょう。

●**心不全①・虚血性心疾患《しっかん》……動脈硬化や血栓（血の塊）によって心臓の血管が狭くなり、運動やストレスで前胸部が痛み、圧迫感などが生じる状態**です。後述する**狭心症**、**心筋梗塞《こうそく》**がこれに該当します。

●**心不全②・高血圧性心疾患《しっかん》**……**高血圧が原因で心臓に障害が起こった状態**です。運動時に動悸・息切れが現れるほか、足がむくむことがあります。

●**心不全③・心臓弁膜症**……心臓の4つの部屋（右心房・右心室・左心房・左心室）の間で**血液が逆流しないように調整する弁が、正常に機能しなくなった状態**です。心不全のほか、不整脈や感染性心内膜炎が起こることもあります。

●**不整脈**……**「頻脈」「徐脈」「期外収縮」**に大別され、さらに**上室性不整脈**（心臓上部の心房や洞《どう》結節《けっせつ》に問題のあるタイプ）、**心室性不整脈**（心臓下部の心室に問題のあるタイプ）に分かれます。くわしくは下の表を参照してください。

●**狭心症**……**心臓の筋肉（心筋）に血液を行き渡らせる冠動脈が狭くなり、血流が滞って十分な量の酸素や栄養を供給できなくなる病気**です。運動したあとや階段の上り下りのあとに起きる**「労作性狭心症」**、睡眠時や静かに休んでいると

主な不整脈のタイプ

	上室性不整脈	心室性不整脈
頻脈	心房細動 上室性頻拍 心房粗動	心室頻拍 心室細動
徐脈	洞不全症候群 房室ブロック	
不規則	上室性期外収縮	心室性期外収縮

狭心症と心筋梗塞

狭心症
冠動脈の中が狭くなり、血流が悪くなって心筋が血液不足に陥る。

心筋梗塞
冠動脈がつまって完全に閉塞。血流が途絶えて心筋が壊死する。

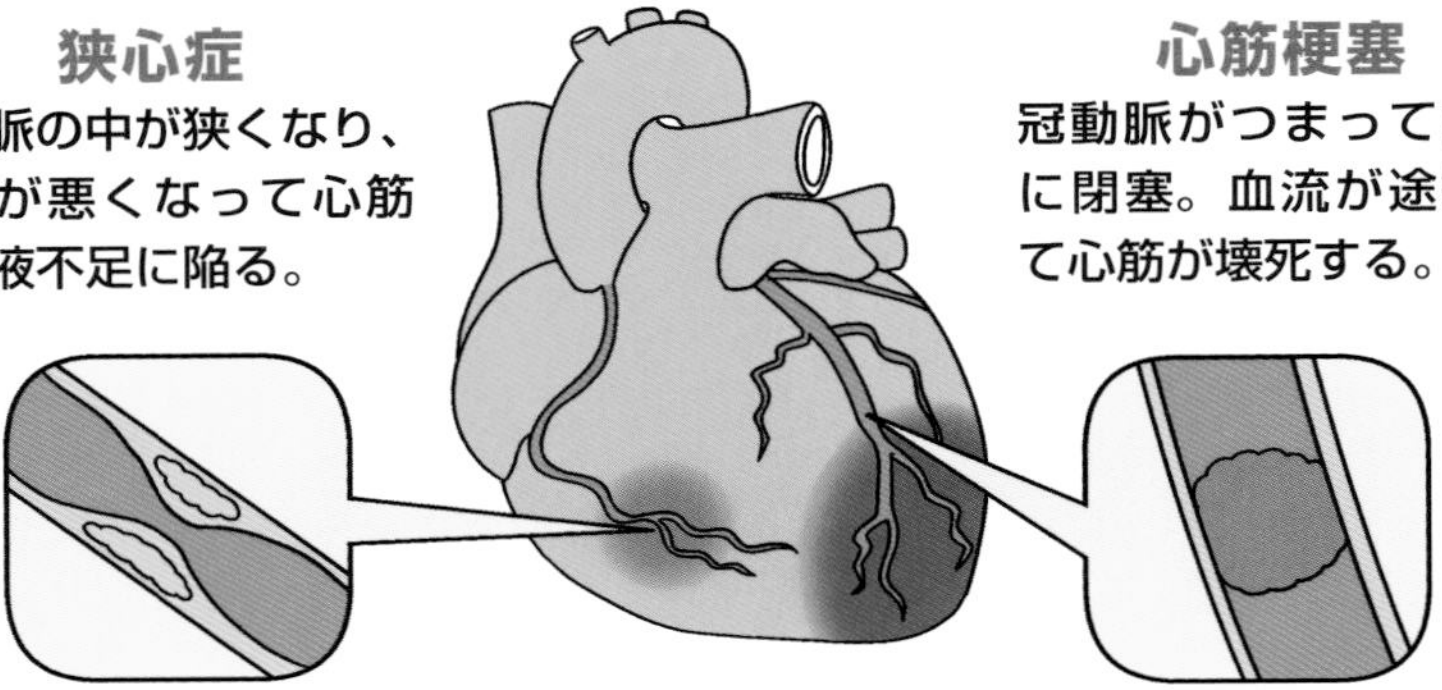

きに起きる**「安静時狭心症」**に大別されます。主な症状は、発作的な動悸と胸の痛みです。病気が進行すると、発作の回数や頻度が増える**「不安定狭心症」**に移行します。

●**心筋梗塞……冠動脈が血栓やプラーク（粥腫《じゅくしゅ》）でつまり、心筋に血液が行き渡らなくなって壊死《えし》（部分的に死ぬこと）する病気**です。同じ虚血性心疾患の狭心症とは違い、冠動脈が完全に閉塞し、心筋が壊死してしまうので致死性が非常に高いという特徴があります。症状は狭心症に似ていますが、胸痛が30分以上も継続する点が異なります。

●**末梢《まっしょう》動脈疾患《しっかん》（PAD）……足の血管に動脈硬化が起こり、血管の中が狭くなったり、つまったりする病気**です。PADは足に発症する病気ですが、動脈は全身でつながっているため、心臓の冠動脈にも悪影響を及ぼし、高い確率で心筋梗塞を合併します。

（杉 薫）

その他の症状

息切れ・動悸のほか、女性で大量に汗をかくなら甲状腺異常、ストレスや不安・めまいもあれば心の病も疑え

息切れ・動悸《どうき》は、肺や心臓以外の病気が原因で起こることもあり、さまざまな症状が現れます。

まず、女性で大量に寝汗をかく人は、甲状腺《せん》の異常が疑われるでしょう。首の中心よりやや下にある**甲状腺**は、体の代謝や成長などを調節する甲状腺ホルモンを分泌《ぶんぴつ》している器官で、異常が起こると機能が低下したり**（橋本病）**、逆に機能が異常に高まったり**（バセドウ病）**します。どちらも女性に多いのが特徴です。

次に、ふだんから息切れ・動悸があり、健康診断の尿検査で異常が見つかった場合は、**腎臓病**《じん》の可能性が考えられます。

また、息切れ・動悸のほかにストレスや不安、めまい、不眠などの症状があれば、**うつ病**や**適応障害**といった心の病が潜んでいるかもしれません。

次㌻の自己チェックリストで、病気の有無を確かめてください。

（奥仲哲弥）

その他の症状の自己チェックリスト

● 甲状腺の病気（バセドウ病）の場合（息切れ・動悸以外の症状）

□	汗を大量にかく
□	手足がふるえる
□	暑い時期がつらくなった
□	最近、体重が減った
□	下《げ》痢《り》ぎみになった
□	目が突き出たように感じる
□	首がはれてきたように感じる
□	いつもだるく疲れやすい
□	髪の毛が薄くなった

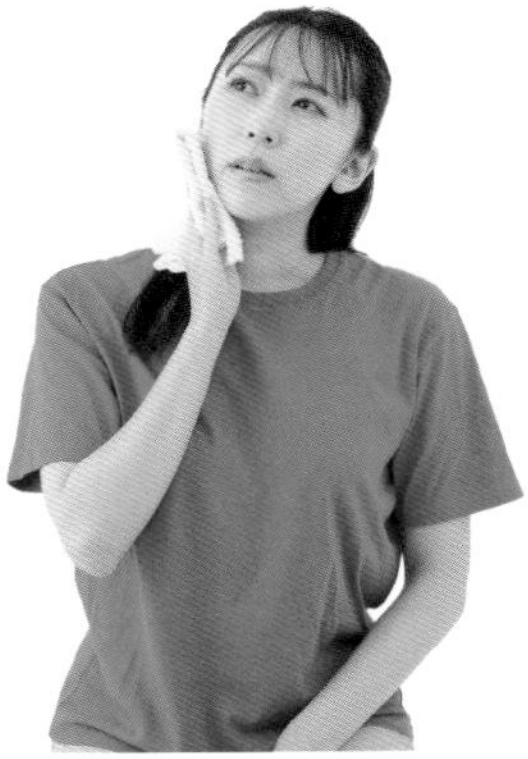

● 腎臓の病気の場合（息切れ・動悸以外の症状）

□	健康診断の尿検査の項目で異常を指摘されたことがある
□	健康診断で腎機能が悪いといわれたことがある
□	トイレで尿の色やにおいが変だと感じたことがある
□	尿が泡立っていると感じる
□	背中や腰、わき腹に痛みを感じる
□	体がだるく疲れやすくなった
□	足や顔がむくんだように感じる

● 心の病気の場合(息切れ・動悸以外の症状)

□	突然、息苦しくなる
□	気持ちが落ち込むことがある
□	よく眠れない、眠りが浅い
□	イライラして集中できない
□	不安や緊張で胸が苦しく過呼吸になる
□	仕事や環境にストレスを感じる

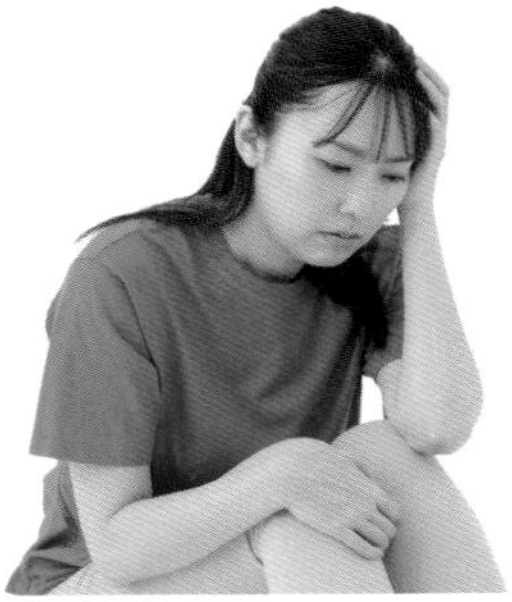

※1つ以上に該当すると、その病気の疑いがある。

息切れ・動悸の原因疾患③
肺・心臓以外の病気

息切れ・動悸《どうき》の症状があり、医療機関で肺や心臓の検査を受けても異常が見つからなければ、次のような病気が疑われるでしょう。

●バセドウ病……甲状腺《せん》の働きが亢進《こうしん》する（異常に高まる）病気で、甲状腺中毒症ともいいます。バセドウ病になると新陳代謝を促す甲状腺ホルモンの分泌《ぶんぴつ》が過剰になるため、常に全身が活動的な状態になり、心臓がドキドキして脈が速くなったり、暑がりになったり、大量に汗をかいたりします。また、バセドウ病の人は、首のはれ、眼球の突出という外見上の特徴もあります。

治療は、抗甲状腺薬、無機ヨウ素、β遮断薬《ベータしゃだん》による薬物療法が第一選択肢になります。薬物療法で十分な効果が得られない場合は、放射性ヨウ素の入ったカプセルを服用するアイソトープ療法が行われます。甲状腺があまりに肥大した場合や、薬物療法、アイソトープ療法で十分に改善しなかった場合には甲状腺の全摘出手術を検討することになります。

●橋本病……甲状腺の働きが低下し、甲状腺ホルモンの分泌が減ってしまう病気で、甲状腺機能低下症ともいいます。バセドウ病とは真逆の症状が特徴ですが、心不全を招いて息切れが現れることもあります。

治療は薬物療法が中心で、不足したホルモンを補充するために甲状腺ホルモン剤などが用いられます。橋本病の多くは薬物療法で改善します。

●腎《じん》臓病……腎機能が低下する病気で、急性糸球体腎炎、慢性糸球体腎炎、急速進行性糸球体腎炎、糖尿病性腎症などがあります。腎臓病では貧血が起こりやすいため、動作時に動悸・息切れを感じるようになります。

治療は、水、塩分、たんぱく質の摂取を制限する食事療法や、生活習慣病（高血圧・糖尿病・脂質異常症・高尿酸血症など）に対する薬物療法が中心になります。腎不全になった場合は、透析療法を行うこともあります。

●神経筋疾患《しっかん》……脳・脊髄《せきずい》・末梢神経、あるいは筋肉の病変により運動に障害をきたす病気の総称です。具体的には、パーキンソン病、脊髄《せきずい》小脳変性症、筋萎《きんい》縮《しゅく》性側索硬化症（ＡＬＳ）、ギラン・バレー症候群、筋ジストロフィーなどがあります。神経筋疾患になると、心臓のポンプ機能が低下して心不全を合併することが多く、動悸・息切れが頻繁に起こります。

神経筋疾患は、国から神経難病に指定されており、根本的な治療法は確立されていません。薬物療法としては炎症を抑えるためにステロイド剤、症状が出にくい状態にするインターフェロン製剤が用いられるほか、運動機能を改善することを目的にリハビリテーション（機能回復訓練）が行われます。

●**過換気症候群……不安や緊張によって過呼吸が起こった状態**です。症状は、呼吸困難、胸痛、めまい、動悸、手足の筋肉のけいれんなどが現れます。これらの症状は、意識的に呼吸を遅くするか、呼吸を止めることで改善します。

過換気症候群は、パニック障害の人に多く見られます。パニック障害の診断を受けた場合は、抗不安薬やセロトニン再取り込み阻害薬（ＳＳＲＩ）などによる薬物療法を受け、過呼吸を予防することが肝心です。

●**貧血……血液中の赤血球にあるヘモグロビン（酸素を運ぶ色素たんぱく質）が減った状態**です。貧血になると、立ちくらみ、息切れ、めまい、ふらつき、頭痛などの症状が現れます。治療では、鉄剤、ビタミン剤などを服用します。

貧血は、感染症、腎臓病、肝臓病、心臓病、がん、バセドウ病、橋本病でも起こるので、そうした原因疾患の治療も行う必要があります。

（奥仲哲弥）

「何科を受診すればいい？」「どんな検査をする？」など病院の「息切れ・動悸の診察・検査の流れ一覧」

息切れ・動悸《どうき》が頻発し、なんらかの病気が疑われる場合は、速やかに医療機関を受診したほうがいいでしょう。ふだんからカゼなどで診てもらっている、内科のかかりつけ医がいるなら第一に相談してください。疑われる病気がかかりつけ医の専門外であっても、適切な診療科を紹介してもらえます。

かかりつけ医がいなければ、症状の現れ方から受診する診療科を自分で決めることになります。肺に異常があると感じる場合は「呼吸器内科」、心臓に異常があると感じる場合は「循環器内科」「心臓外科」を受診するといいでしょう。また、最近は「息切れ外来」「動悸外来」「不整脈外来」を設けている医療機関もあるので、症状から判断して受診することもできます。自分で決められない人は、一般の内科を受診して専門の診療科を紹介してもらってください。

息切れ・動悸の診察・検査の流れは、左ジペ－のフローチャートのとおりです。

息切れ・動悸の診察・検査の流れ

問診、視診、触診を行う

↓

心電図検査で不整脈の有無を調べる

↓

胸部レントゲンで肺、心臓の状態を調べる

↓

血液検査を行う

↓

肺、心臓の病気が疑われる場合、エコー検査、MRI検査、CT検査、心臓電気生理学的検査、呼吸機能検査などを実施する

↓

特定した原因疾患の治療を行う

※検査の詳細は、40ページの一覧表を参照。

まず、**問診**、**視診**、**触診**を行ったうえで、**心電図検査**や**胸部レントゲン**、**血液検査**を実施し、肺や心臓に異常はないか、内科的な病気の所見はないか、といったことを調べます。次に、致死性の不整脈（心室頻拍・心室細動・心房細動など）に該当したり、肺や心臓の状態に異常が見つかったりしたら、**エコー**、**磁気共鳴断層撮影（MRI）**、**コンピューター断層撮影（CT）**など精密検査を行って原因疾患《しっかん》を特定します。

原因疾患がわかったら、それぞれの適切な診療科で治療を受けることになります。（奥仲哲弥）

息切れ・動悸の主な検査一覧

血液検査	採血をして貧血、甲状腺機能、腎機能、肝機能、血糖値などを確認する。
胸部レントゲン	肺や心臓、左右の肺の間にある縦隔などの異常を調べる検査。特に、肺の異常を調べるのに有効。
胸部MRI検査	磁気共鳴断層撮影（MRI）で肺や大動脈を調べる検査。肺や縦隔、大動脈の病気の診断に有効。
胸部CT検査	コンピューター断層撮影（CT）で肺、心臓を調べる検査。肺がんの検査で行われる場合が多い。
呼吸機能検査	スパイロメーターという機器を使い、肺の容積や、空気を出し入れする換気機能を測定する検査。
心電図検査／心電図検査（24時間測定）／埋込型心電図レコーダー	脈の波形を調べる検査。通常は、ベッドであおむけに寝た状態で手首、足首、胸に電極をつけて行う。ほかにも、首につるして24時間測定する心電図検査、体内に心電図の装置を留置して常時モニターする埋込型心電図レコーダーがある。
心エコー	超音波を使い、心臓を輪切りにしたように画面に映し出す検査。心臓の状態、動きがわかる。
心臓MRI検査	磁気共鳴断層撮影（MRI）で心臓の状態を評価する検査。造影剤を用いることで、心臓の機能や形態、冠動脈の状態のほか、心筋障害の部位や程度、心筋内の血流障害などがわかる。
冠動脈CT検査	心電図をとりながら造影剤を用いたコンピューター断層撮影（CT）で心臓に酸素や栄養を送る血管である冠動脈を調べる検査。
心臓電気生理学的検査	足の血管からカテーテルを挿入し、心臓に到達させた電極で刺激を与える検査。電気信号の流れや誘発した不整脈を記録して解析する。

第2章

「横になっても息が苦しい」
「息が深く吸えない」
「胸が突然ドキドキ」など
肺・心臓が著しく衰え
息切れ・動悸に
悩む人が今急増中！

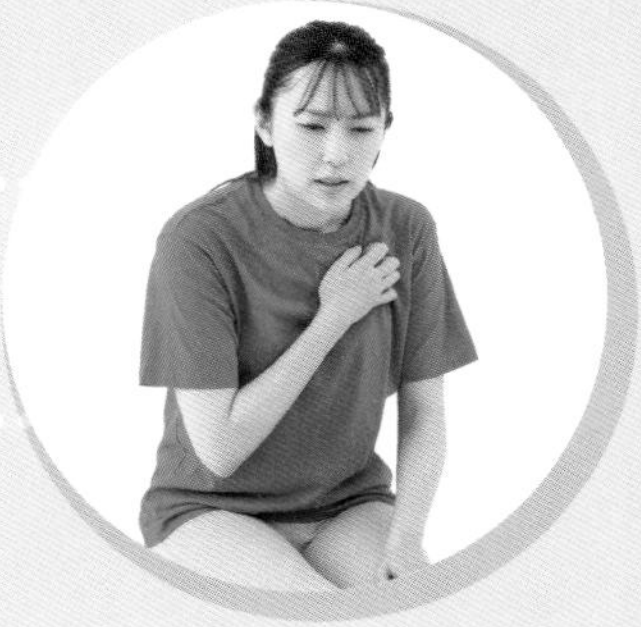

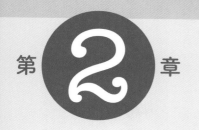

奥仲哲弥 国際医療福祉大学医学部呼吸器外科教授
山王病院呼吸器センター長

杉 薫 東邦大学医学部名誉教授
小田原循環器病院病院長

息切れ・動悸を「年のせい」と軽視する高齢者が多いが心臓や肺の重大な病気のサインである場合が多く放置は厳禁

「階段を上ると息切れがして苦しい」「胸が急にドキドキすることがある」「脈が不規則になったり、飛んだりすることがある」――。こうした息切れ・動悸《どうき》、不整脈の自覚症状は、高齢者の老化現象によく似ています。そのため、高齢者は、息切れ・動悸があっても「年のせい」と軽視することが多いようです。しかし、実際には心臓や肺に重大な病気が潜んでいるケースが珍しくありません。

とりわけ、心臓の病気は、命取りになるので注意が必要です。

東京都監察医務院によると、突然死の中で最も多いのは「急性心臓死」（心臓突然死）であると報告*されています。急性心臓死の主な原因は、虚血性心疾患《しっかん》の狭心症、心筋梗塞《こうそく》です。また、心筋に虚血をもたらす不整脈（心室細動など）、高血圧性心疾患、心臓弁膜症も急性心臓死を引き起こす原因になります。

虚血性心疾患の3大危険因子は、生活習慣病の**高血圧**、**糖尿病**、**脂質異常症**で

＊東京都福祉保健局ホームページ

心臓突然死で亡くなる人が多い

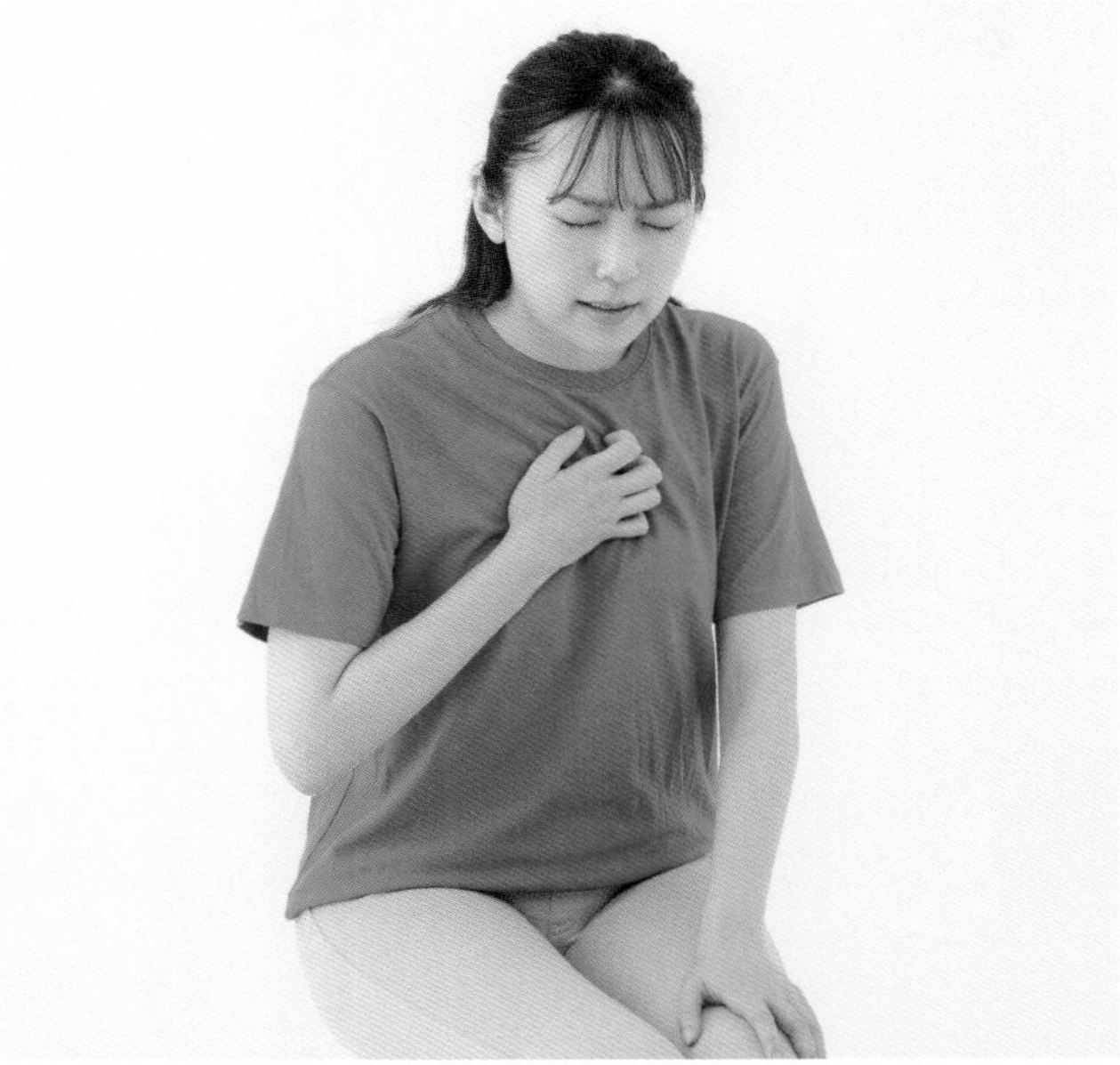

冠動脈が狭くなったり、つまったりする虚血性心疾患（狭心症・心筋梗塞）で突然死する人が非常に多い。息切れ・動悸は心臓病のサインなので放置してはいけない。

す。これに喫煙、肥満、乱れた食生活、運動不足、ストレスなどが加わると、心臓病を発症するリスクが高まります。これらに心当たりがあり、ふだんから息切れ・動悸がする人は心臓病の予備群といっていいでしょう。

また、息切れ・動悸が、肺の病気の前ぶれとして現れることもあります。特に、肺炎にかかると全身が低酸素状態になり、血液から酸素を供給する心臓の負担が重くなって**心不全**を併発しやすいのです。ほかに、**気管支ぜんそく**、**COPD（慢性閉塞《へいそく》性肺疾患《しっかん》）**、**気管支拡張症**、**肺がん**、**肺高血圧症**などで息切れ・動悸が現れることもあります。

息切れ・動悸は、常に心臓や肺の病気を疑い、放置しないことが大切です。（奥仲哲弥）

息切れ・動悸に悩む人が今急増中で原因疾患の「心不全」は患者数100万人超のパンデミック到来と医学会が警鐘

息切れ・動悸《どうき》の原因疾患《しっかん》はさまざまですが、とりわけ大きな割合を占めるのが心不全です。日本循環器学会、日本心不全学会は、**「心不全とは、心臓が悪いために、息切れやむくみが起こり、だんだん悪くなり、生命を縮める病気」**と定義しています。もっとも、心不全は一つの病名ではなく、心臓の病気をはじめとするさまざまな原因によって心機能が低下した状態を指しています。

近年は、高齢化に伴い心不全の患者数が増加の一途をたどっています。このように、心不全の患者数が感染症のように急増している状況を**「心不全パンデミック」**といいます（パンデミックは「感染爆発」の意味）。心不全は感染症ではありませんが、患者数が爆発的に増えているため、そう呼ばれているのです。

日本の総人口は減少に転じているにもかかわらず、心不全の患者数は増えつづけています。その数は、団塊の世代（戦後の第一次ベビーブームの世代）が75歳以

心不全の患者数が急増中

● 増加する心不全患者数（推計）

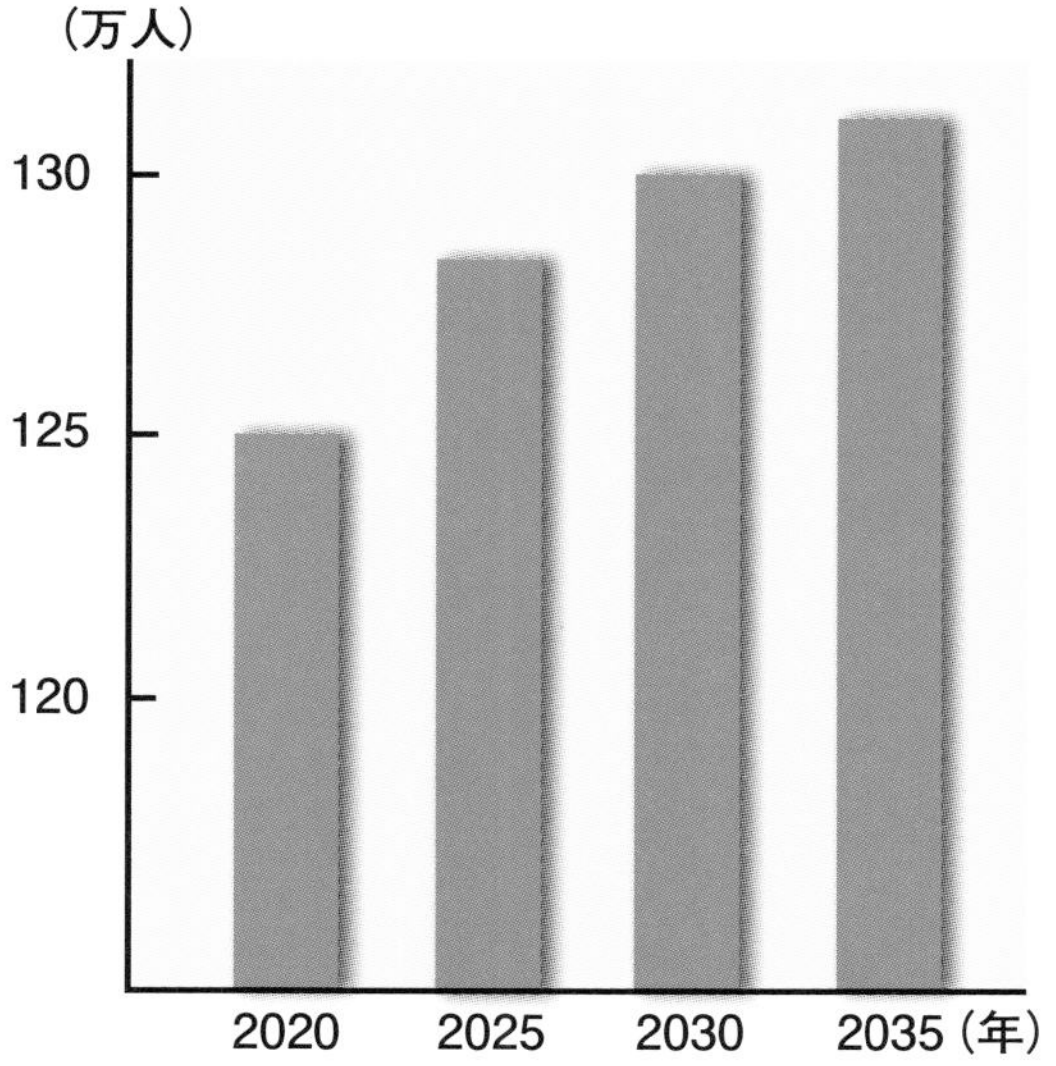

出典：Circulation Journal Vol.72, March 2008

高齢化に伴い、心不全の患者数は年々増加しており、2035年には132万人を超えると予想されている。こうした患者数の急増を感染症の大流行になぞらえて心不全パンデミックと呼ぶ。

上の後期高齢者になる２０２５年には１２８万人、**２０３５年には１３２万人まで増加してピークを迎える**と予想されています（左のグラフ参照）。

心不全は、死亡者数が多いことも問題です。現在、心臓病などの循環器疾患の死亡者数は、がんに次いで２位となっています。また、発症後は入退院をくり返すことが多く、予後もよくありません。**心不全の5年生存率は約50%**です。

さらに、心不全の患者数が増えつづけると、入院が必要な高齢者で病院があふれることも予想されます。その結果、医療崩壊を招きかねないことから、医学会も警鐘を鳴らしています。

心不全を完全に治すことはできませんが、適切な治療を受け、運動による心臓リハビリテーションを心がけ、病気の悪化を防ぐことが大切です。

（奥仲哲弥）

出典：一般社団法人日本循環器学会、一般社団法人日本心不全学会「心不全の定義」、公益財団法人日本心臓財団ホームページ

息切れは20種類以上ある呼吸筋とその補助筋、心肺機能の衰えで起こり横になっても息苦しいなら要注意

息切れは、呼吸筋の働きと体内の酸素濃度のバランスがくずれたときに起こります（12〜13ページ参照）。とりわけ、呼吸筋やその補助筋（呼吸補助筋）の衰えや心肺機能の低下は、息切れの大きな要因と考えられます。

私たちの肺は、単独で動いているわけではありません。肺は、肋骨《ろっこつ》、胸骨、胸椎《きょうつい》に囲まれた胸部の内側（胸郭）に収まっています。この胸郭が拡大・縮小し、肋骨が上下することで、肺のポンプ作用、すなわち呼吸運動が生じるのです。**呼吸筋と呼吸補助筋は、胸郭を拡大・縮小させる役割を担っています**（主な呼吸筋と呼吸補助筋については左ページの図参照）。

呼吸筋は20種類以上あると考えられており、息を吸うときに動く**「吸気筋」**、息を吐くときに動く**「呼気筋」**に分かれます。呼吸筋の中で最も重要なのは、肺の下面にある吸気筋の**「横隔膜」**です。横隔膜は、胸郭に向かってドーム状に盛り

上がっており、息を吸ったときに平坦になって胸郭を拡大させます。このとき、肺が広がって息が吸い込まれるのです。また、横隔膜がもとのドーム状に戻ると、自然に胸郭が縮小して息を吐くことになります。**安静時の呼吸の70％は横隔膜の動きのみで行われ、**ほかの呼吸筋はあまり使われません。横隔膜以外の呼吸筋が必要になるのは、動作時など酸素を多く必要とするときに呼吸する場合です。なお、深く息を吸うときには呼吸補助筋も使われます。

呼吸筋は60歳を過ぎたころから衰えるといわれています。特に、横隔膜の力が弱くなると横になって安静にしていても息苦しさを感じることがあります。

呼吸筋の衰えは、筋トレを行うことで回復が期待できます。くわしくは、第3～4章を参照してください。

（奥仲哲弥）

主な呼吸筋と呼吸補助筋

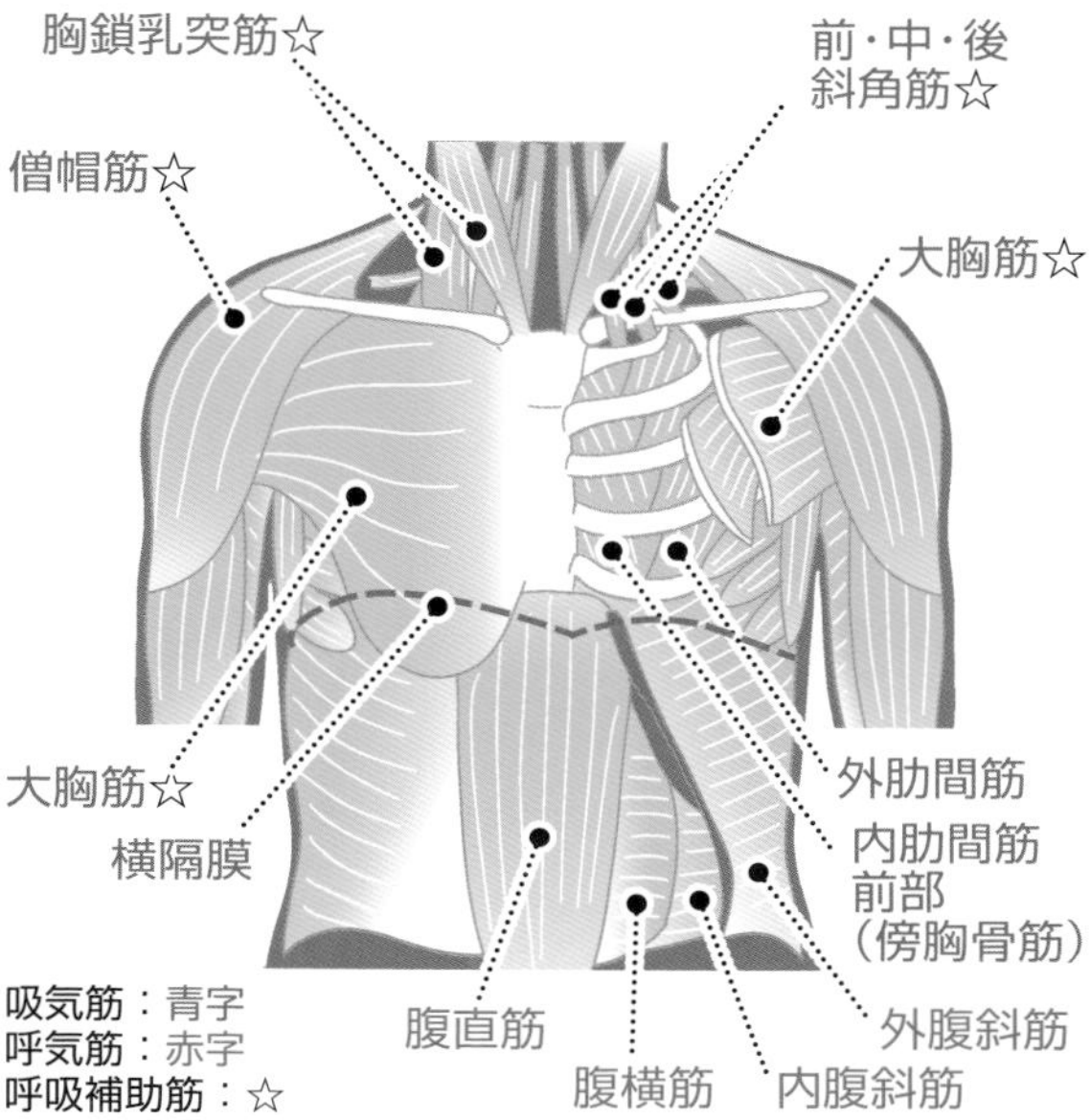

呼吸筋は、息を吸うときに動く吸気筋、息を吐くときに動く呼気筋に分かれる。深呼吸をするときには呼吸補助筋も動き、胸郭の拡張を補助する。

動悸は心臓を動かす電気系統の乱れで起こり、ポンプ機能が低下して脳梗塞や突然死を招くこともある

動悸《どうき》は、心臓の異常で起こることが多く、原因としては不整脈、心臓弁膜症、先天性心疾患《しっかん》（生まれつき心臓や血管の構造が正常とは違う病気）などがあります。中でも多いのは、**不整脈**によって起こる動悸です。

不整脈は、心臓内で発生する電気信号に異変が生じることで発症します。

心臓は、中央の筋肉壁（中隔）で左右に隔てられており、上部の「心房」、下部の「心室」に分かれ、「右心房」「左心房」「右心室」「左心室」の4つの部屋から構成されています（左ジペーの図参照）。そして、心房と心室が連動し、一定のリズムで拍動をくり返しているのです。拍動のリズムを作るのは「洞結節《どうけつせつ》」で、ここから発生する電気刺激が心臓全体に伝わって拍動を引き起こします。

しかし、**電気刺激の伝導に異常が生じたり、本来とは違う余分なルートが生じたり、洞結節以外で電気刺激が起こったりすると脈が乱れる**のです。

心臓の構造

●正面から縦割りした図

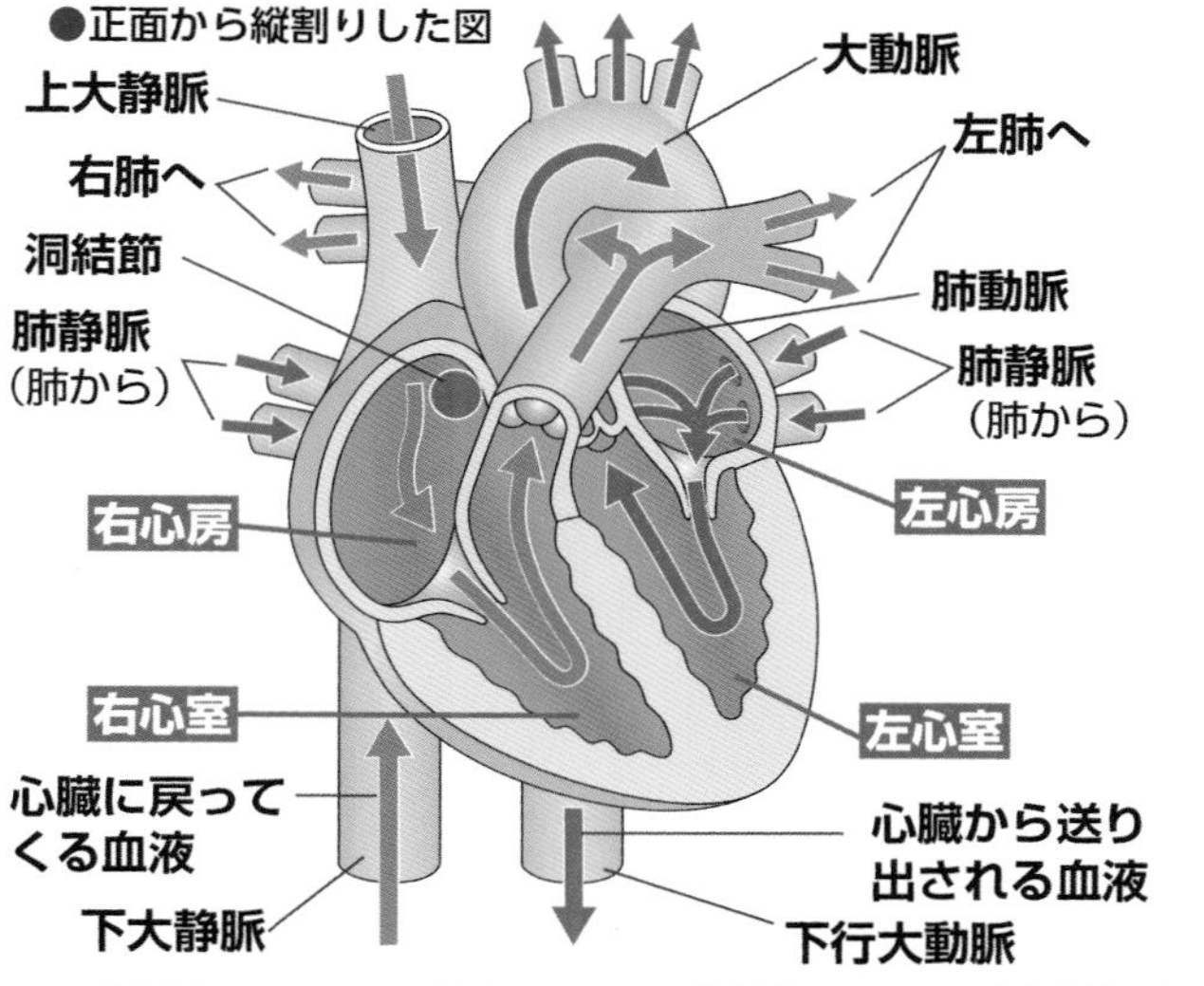

心臓は、「右心房」「左心房」「右心室」「左心室」の４つの部屋に分かれる。心房と心室は、洞結節で発生する電気刺激によって連動し、一定のリズムで拍動する。

不整脈にはさまざまなタイプがありますが、一般的に心室に生じる不整脈は、命にかかわる**「致死性不整脈」**とされています。心室は、血液を全身に送るポンプ機能を担っています。そのため、心室に不整脈が生じると脈が乱れてポンプ機能が正常に働かなくなり、全身の血流が妨げられるのです。**「心室頻拍」「心室細動」**が、このタイプに該当します。

特に危険なのは心室細動で、発症からわずか数十分で死にいたります。

また、心房で起こる**「心房細動」**も命にかかわることがあります。

心房は、血液をプールして心室に送る役割を担っているのですが、心房細動が起こると血栓（血液の塊）ができ、それが脳血管に到達して脳梗塞《こうそく》を起こすことがあるのです。

動悸は、こうした病気の前ぶれの可能性があるのです。

（杉 薫）

息切れ・動悸を招く肺や心臓の病気のほとんどに運動療法が有効で、呼吸筋のストレッチや筋トレで大幅改善

ふつう、肺や心臓の病気にかかった場合は、安静がすすめられます。しかし、症状が安定していれば、運動療法を行ったほうが病気からの回復に役立ちます。

肺の病気では、COPD（慢性閉塞《へいそく》性肺疾患《しっかん》）や間質性肺炎の治療などで、家庭生活や社会生活への復帰を目的に**呼吸リハビリテーション**が広く行われています。また、心臓病でも**心臓リハビリテーション**が行われています。

運動をすると、**体力や心肺機能が向上するほか、血圧・血糖値・コレステロール値が下がって動脈硬化の危険因子が改善したり、心身のバランスを整えたり、心臓死のリスクを減らしたりする効果が得られます**。

第3章から紹介する1分体操は、誰でも簡単にできる呼吸筋のストレッチや筋トレ、呼吸法で構成されており、運動療法と同等の効果が期待できます。息切れ・動悸《どうき》に悩まされている人は、ぜひ試してください。

（奥仲哲弥）

第3章

息切れに悩む人は肺を動かす呼吸筋が硬く、ぜんそくや過呼吸のつらい息苦しさまで軽快する「快息ストレッチ」が急務

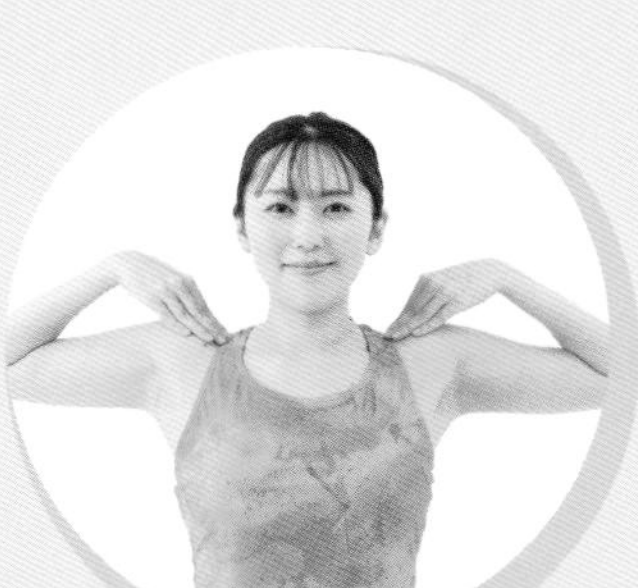

須藤英一 国際医療福祉大学臨床医学研究センター教授
山王病院呼吸器センター内科副部長

息切れ改善には正しい呼吸法と適度な運動が重要で毎日行えば心肺機能が高まり肺活量が増加し呼吸力がアップ

私は呼吸器疾患《しっかん》の専門医として患者さんの治療に当たるとともに、**20年以上前から病院で「呼吸教室」を開催**して、息切れや息苦しさに悩む人に病気の知識や対処法を指導してきました。

そこで私が必ず伝えているのが、運動の重要性です。呼吸器の病気の患者さんは、体を動かすことをさける傾向があります。しかし、**運動をしなければ全身の筋力が衰えて、さらに症状が悪化するという悪循環に陥ってしまいます。**これを断ち切るためには、毎日少しずつでいいので、運動をすることが大切です。

運動は、肺を含むほぼすべての臓器の炎症や老化を抑制することが明らかになってきています。また、**心肺機能が向上し、呼吸筋が鍛えられることで肺活量も増えます**。息切れに悩んでいる人は、ここで紹介する呼吸法と1分体操をぜひ試してください。毎日行えば、呼吸力が高まっていくのを実感できるでしょう。

息切れは呼吸筋がこわばった人に起こりやすく、まずは「口すぼめ呼吸」をマスターすれば気管が広がり息がしやすくなる

私は呼吸器疾患《しっかん》の患者さんをたくさん診てきましたが、多くのケースで共通していえることがあります。それは、**息切れや息苦しさに悩んでいる患者さんは、首・肩からおなかにかけての呼吸筋や呼吸補助筋が緊張してこわばっている**ことです。これでは胸郭が大きく広げられないため、呼吸がとても浅くなり、しっかりと腹式呼吸ができません。これを改善するには、呼吸筋のストレッチ（56ページ参照）とともに**「口すぼめ呼吸」**（次ページ参照）という呼吸法をマスターするといいでしょう。口をすぼめてゆっくり息を吐くことで、狭くなった気管支の内側の圧力が高まり、**末梢《まっしょう》の気道まで広がって呼吸がとてもらくになります**。

そして、呼吸筋の中でも最も重要な筋肉がある横隔膜を鍛える**「横隔膜呼吸」**（55ページ参照）も行えば、さらに効果的です。**大量の空気を肺の中に取り込める**ようになり、口すぼめ呼吸と併用すれば息切れしにくくなるでしょう。

呼吸訓練① 口すぼめ呼吸

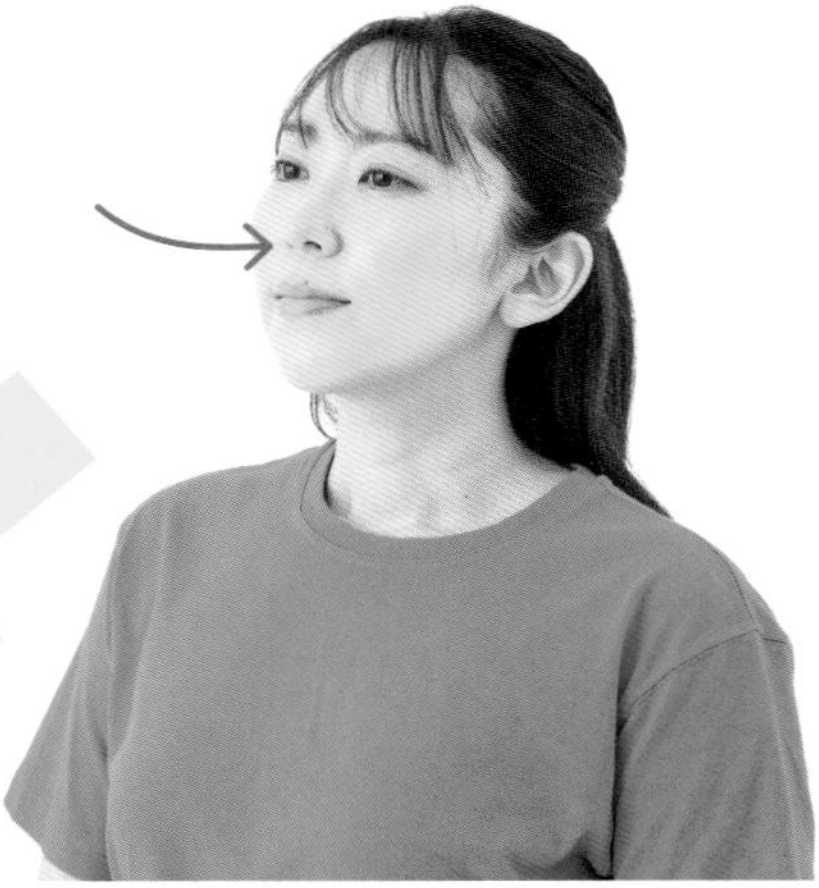

1 首や肩の力を抜いて、鼻から「1、2」とゆっくり息を吸う。

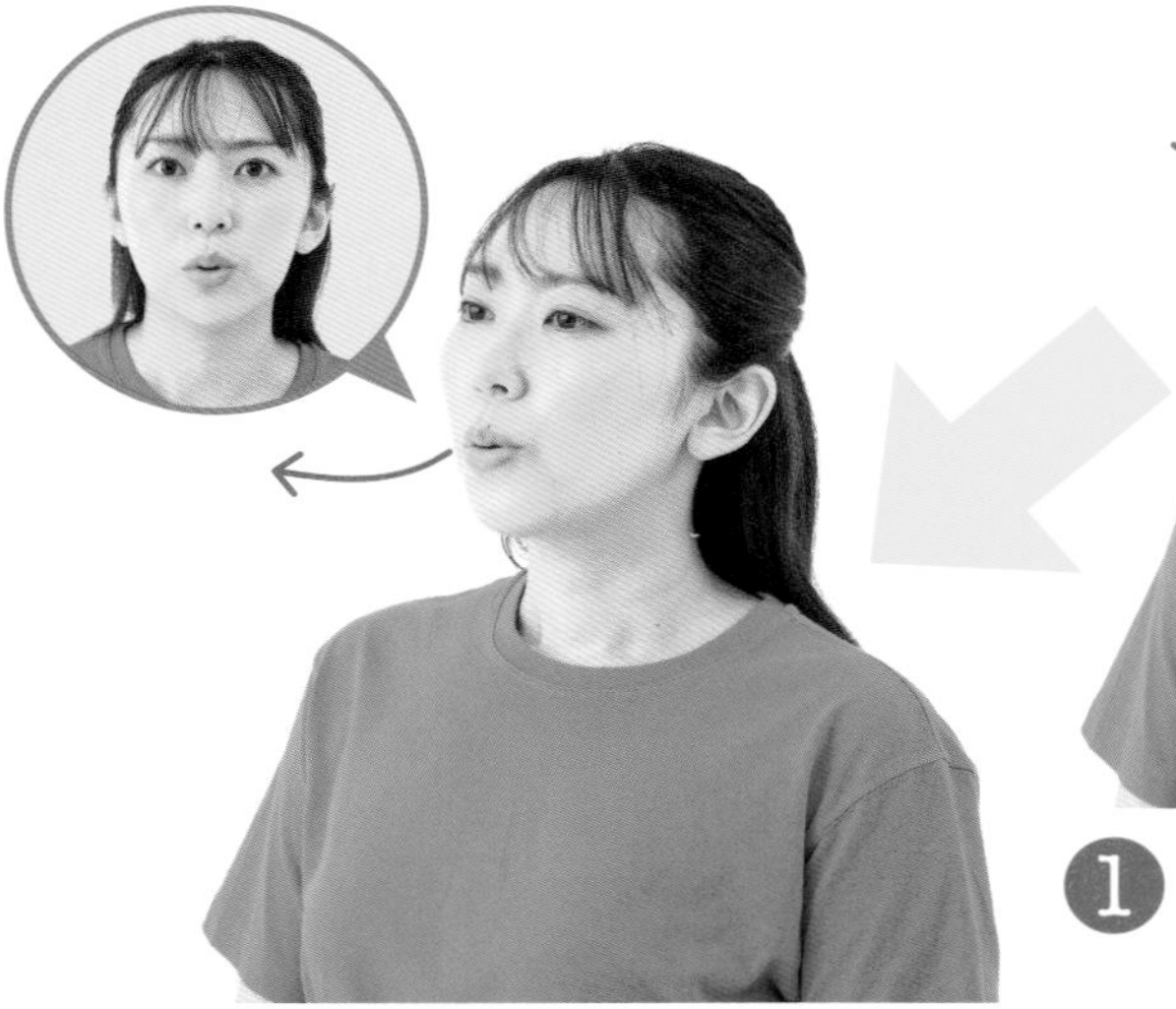

2 口をすぼめて「3、4、5、6」とゆっくりと長く息を吐き出す。

※息を吸う時間の2～5倍の時間をかけて息を吐くのを目標にする。
1日に何回行ってもいい。

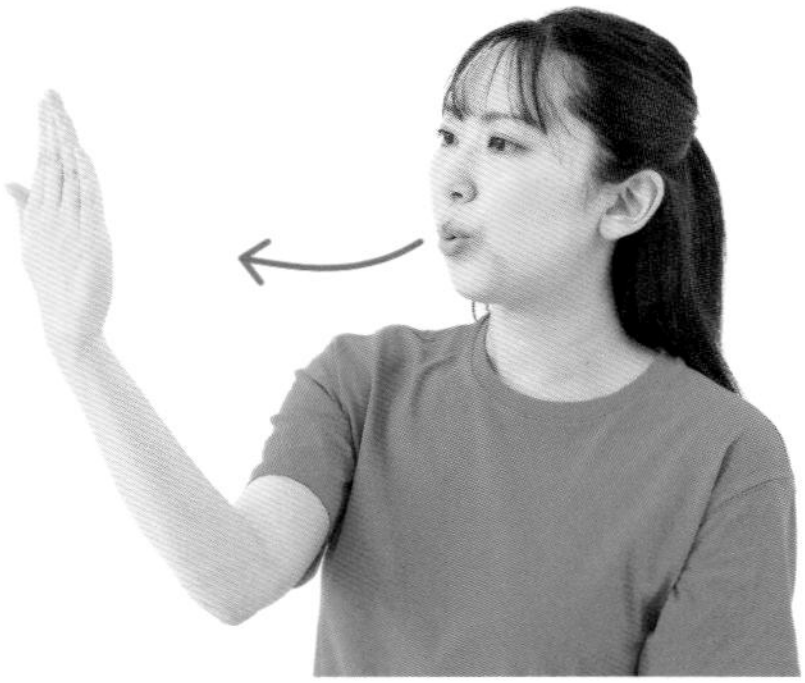

ポイント 口から30センチ離れたところにかざした手のひらに、かすかに息を感じる程度の強さでいい。

口すぼめ呼吸で期待される効果

- 呼吸困難の軽減
- 呼吸数の減少
- 1回換気量の増加
- 酸素飽和度の増加
- 呼吸筋疲労の改善
- 呼吸補助筋の増強
- 横隔膜の負担が減少

呼吸訓練② 横隔膜呼吸

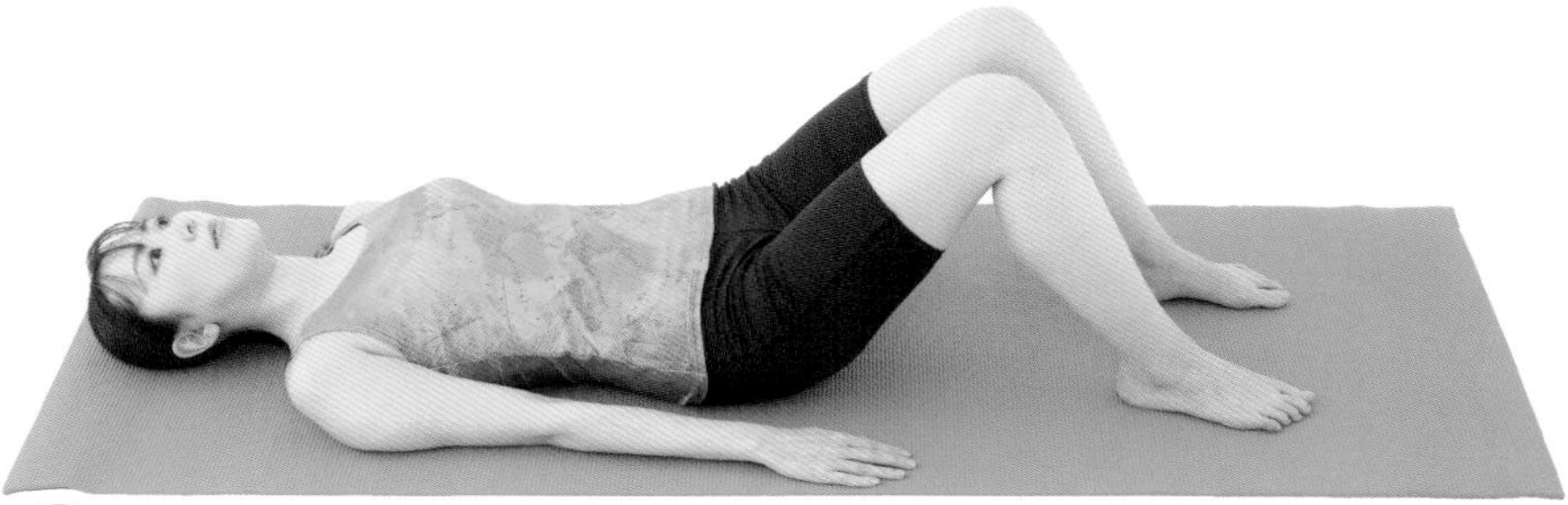

❶ あおむけに寝てひざを軽く曲げる。

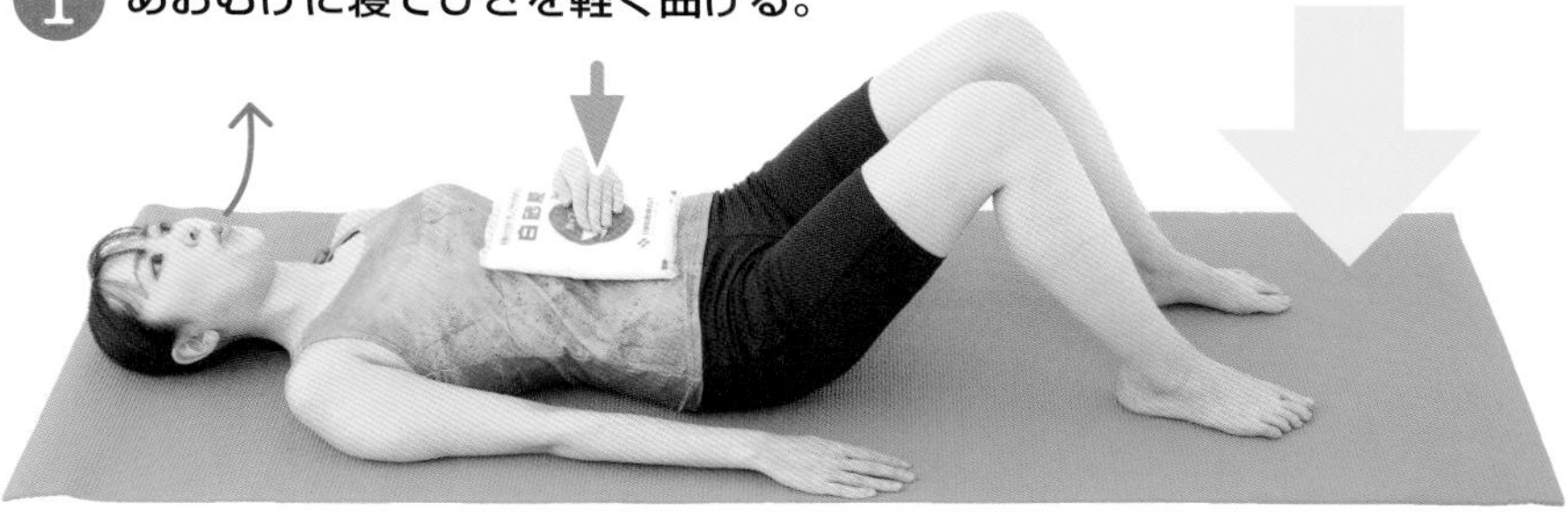

❷ おなかに重り（砂糖袋など）をのせ、口をすぼめてゆっくりと息を吐く。

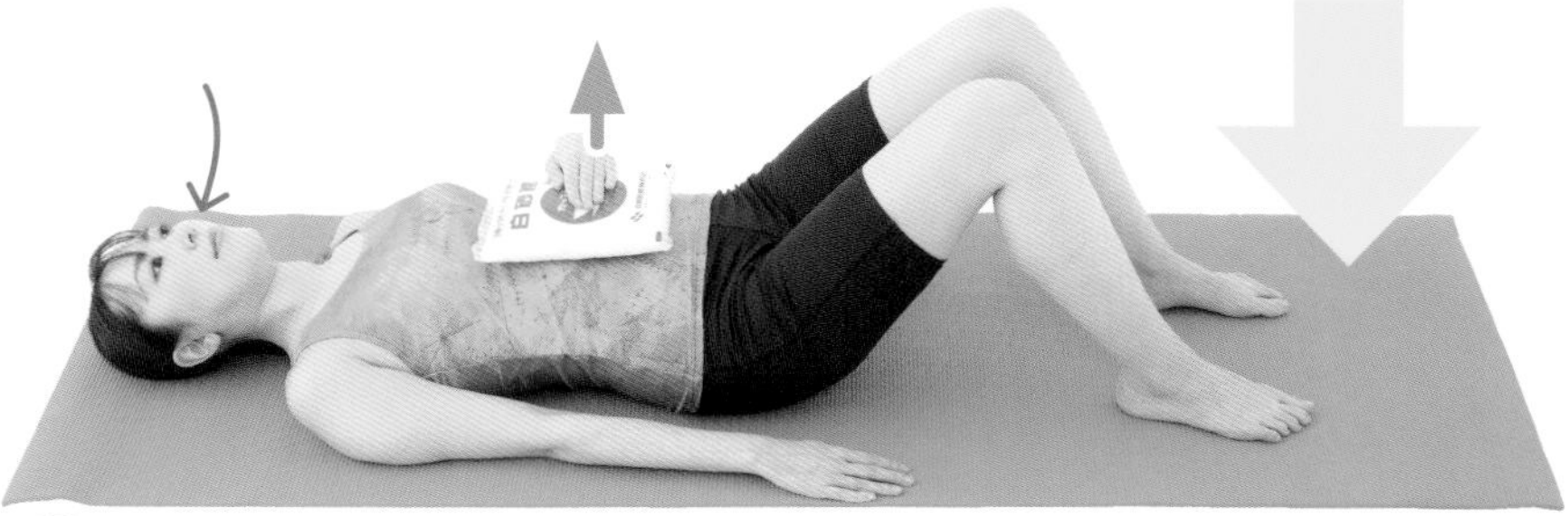

❸ おなかの重りを持ち上げるように意識しながら、鼻から息を吸う。

ポイント **重りは砂糖や塩の袋でもいい。500グラム程度から始め、徐々に重くして3キログラムくらいまで上げるのを目標にする。**

❷〜❸を4回で
1セット 1分
1日3セット行う

肩・首・胸・背中・体側にある呼吸筋と呼吸補助筋の緊張とコリをほぐして息切れや息苦しさを改善する体操「快息ストレッチ」

私たちは、肺を膨らませたり縮ませたりして呼吸をしていますが、肺には筋肉がないので、肺自体が動いているわけではありません。肺を動かしているのは、肺の周囲にある呼吸筋や呼吸補助筋と呼ばれる筋肉群です。

呼吸力を高めるには、これらの筋肉を鍛える必要があります。そのやり方は第4章で紹介しますが、その前にやっておかなければならないことがあります。

息切れや息苦しさに悩む人は、呼吸筋や呼吸補助筋がこり固まっているため、ストレッチでほぐす必要があるのです。専門的にはコンディショニングと呼ばれ、病院での呼吸リハビリテーション（64ページ参照）でも行われています。ここでは、特に厳選した体操を**「快息ストレッチ」**として紹介。快息ストレッチは、**①肩回し**、**②首回し**、**③胸伸ばし**、**④背中伸ばし**、**⑤体側ゆるめ**の5つで構成されています。すべて行うのが理想ですが、できるものだけ選んでもかまいません。

快息ストレッチ① 肩回し

呼吸補助筋として働く肩周囲の筋肉群をストレッチする体操。

1. 首や肩の力を抜いて、右手を右の肩へ、左手を左の肩に置く。
2. ひじを前→下→後ろ→上と円を描くように回す。これを5回くり返す。
3. ❷とは逆に、ひじを前→上→後ろ→下と円を描くように回す。これを5回くり返す。

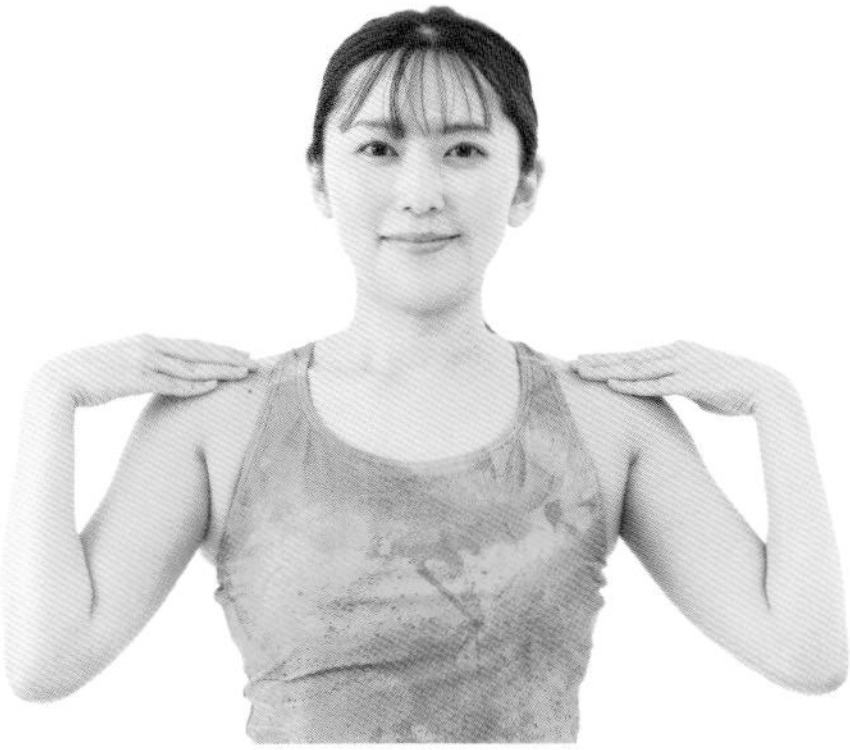

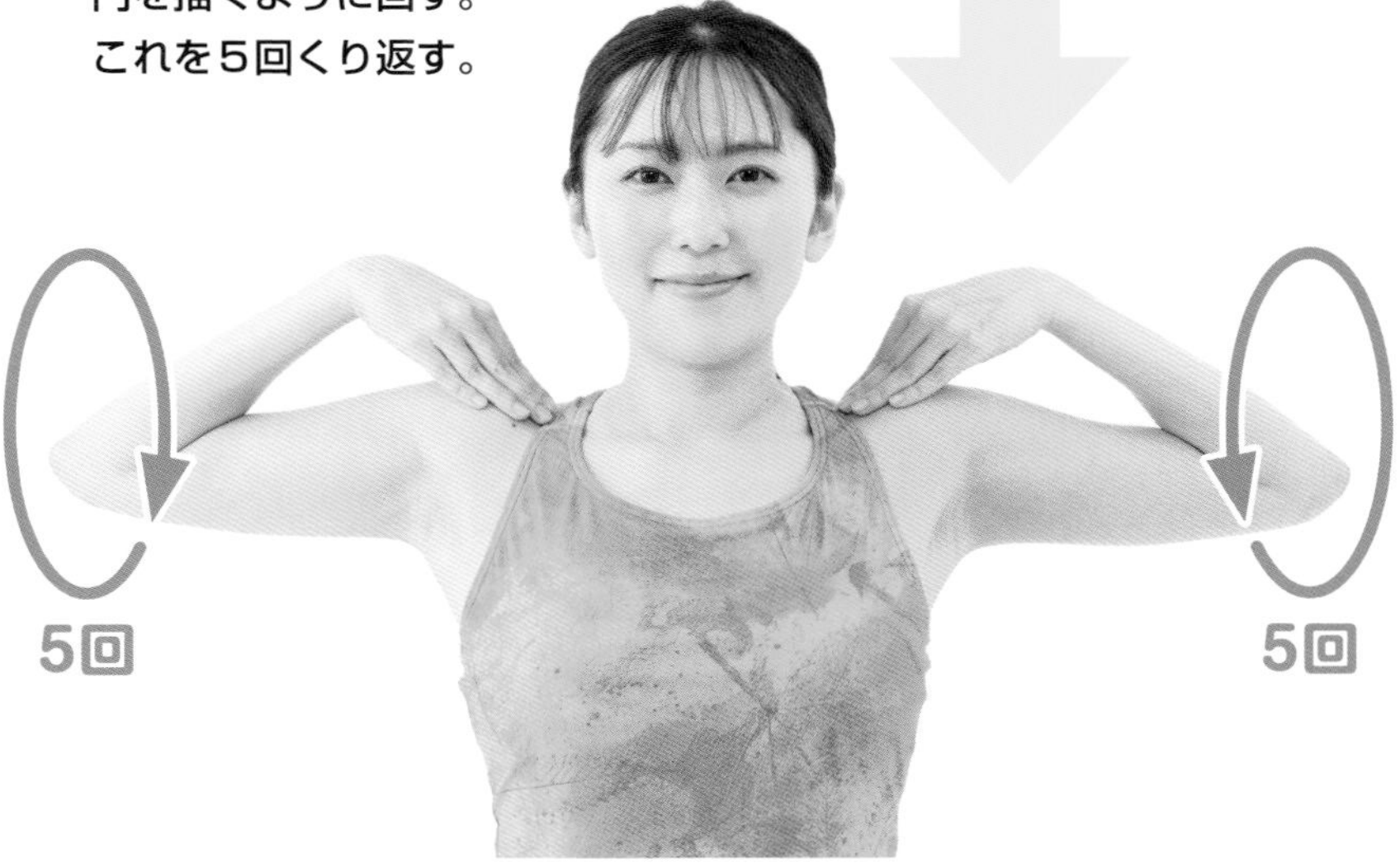

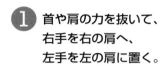

ポイント
- 肩関節を中心に、左右対称に動かすようにする。
- 一つの運動が終わるごとに、呼吸を整えるようにする。

❷〜❸を3回で1セット 1分
1日3セット行う

快息ストレッチ② 首回し

呼吸補助筋として働く首周囲の筋肉群をストレッチする体操。

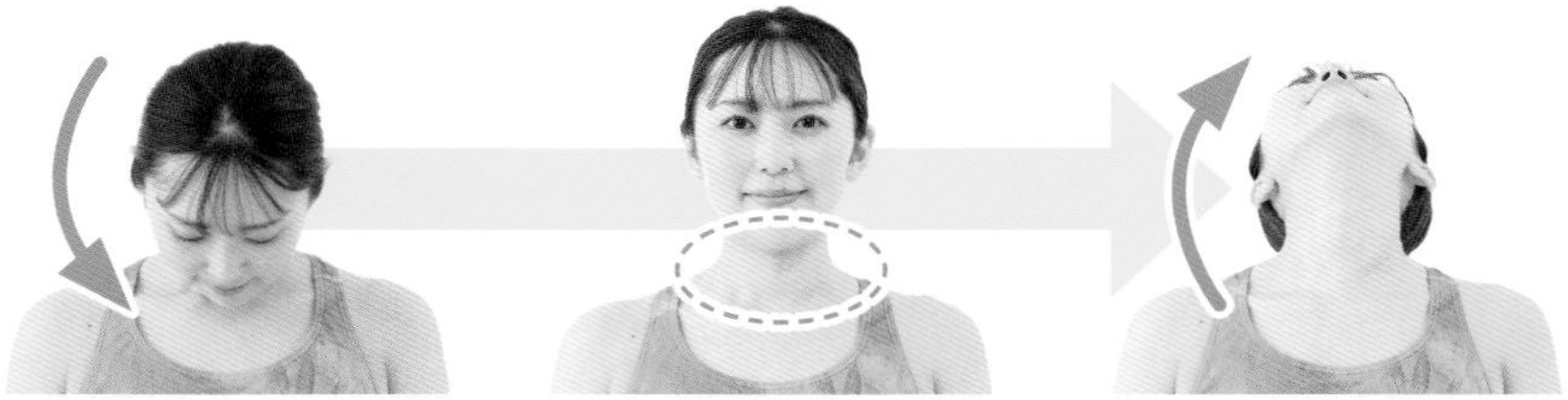

❶ 首を前に倒す。もとの位置に戻してから、後ろへ倒す。

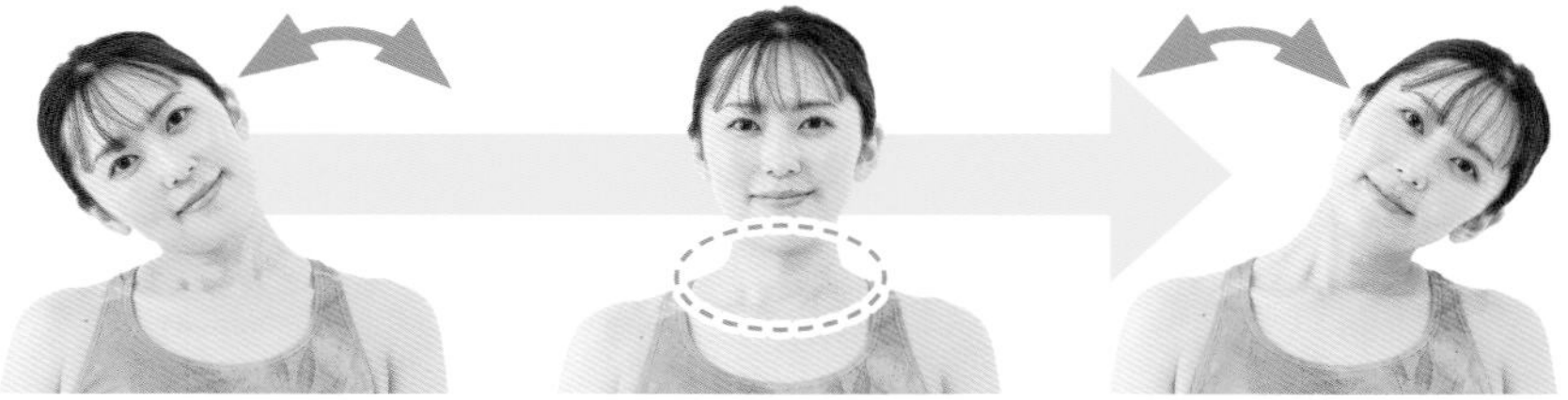

❷ 首を右に倒す。もとの位置に戻してから、左に倒す。

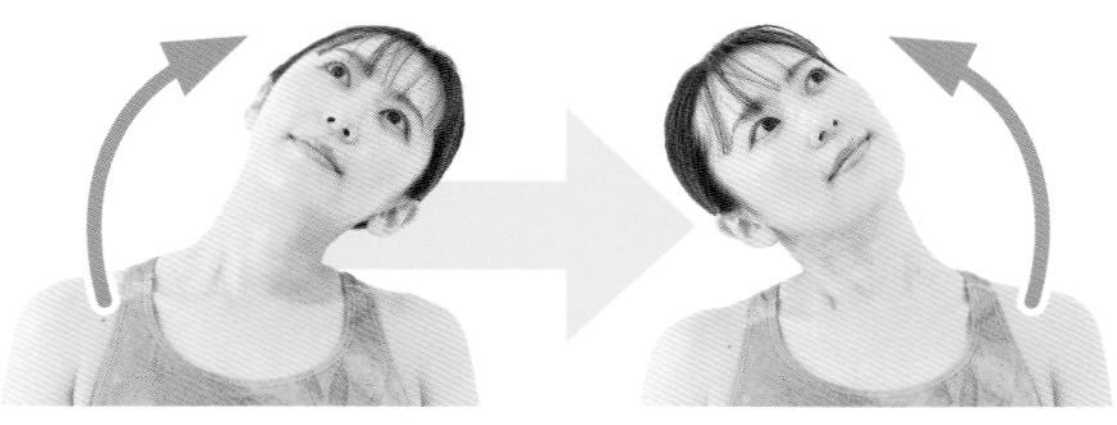

❸ 頭を前→右→後ろ→左にゆっくり大きく１回転させる。
同様に、反対向きにも１回転させる。これを５回くり返す。

ポイント
- 頭の動きにつられて肩や体幹が動かないように気をつける。
- 動作の途中で息が苦しくなったら呼吸を整えるようにする。
- 頚椎症の人は無理に動かさない。

❶〜❸で 1セット 1分
1日3セット行う

快息ストレッチ③ 胸伸ばし

胸側の筋肉群をストレッチして胸郭を広げ呼吸をしやすくする体操。

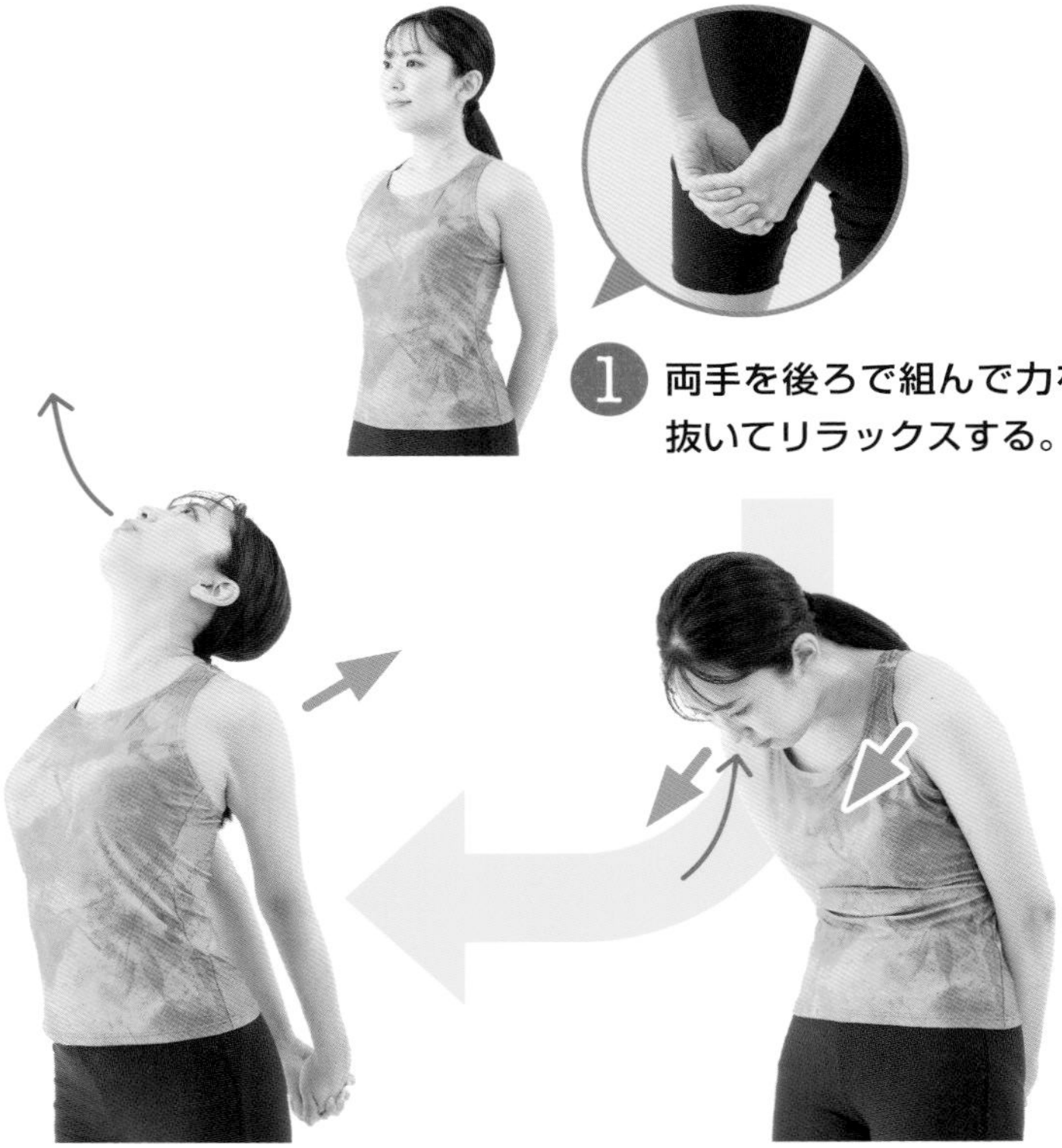

❶ 両手を後ろで組んで力を抜いてリラックスする。

❷ 鼻からゆっくり息を吸いながら両肩を前に出し、胸のほうに寄せる。

❸ 口からゆっくりと息を吐きながら、組んだ両手を腰から後方に離し、肩を後ろ上方に引っぱる。息を吐ききったら、❶の姿勢に戻って息を整える。

❶～❸を3回で1セット 1分

1日3セット行う

ポイント
- 手を後ろで組めない人は、タオルなどを両手に持って行うといい。
- 息が乱れたら呼吸をゆっくり整える。

快息ストレッチ④ 背中伸ばし

背中側の呼吸筋をストレッチして胸郭を広げ呼吸をしやすくする体操。

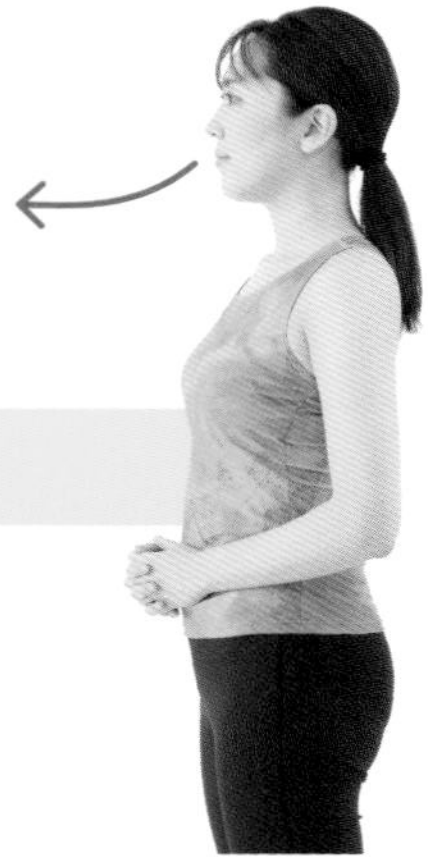

❶ おなかの前で両手を組み、鼻から息をゆっくり吸ったら、口からゆっくりと息を吐ききる。

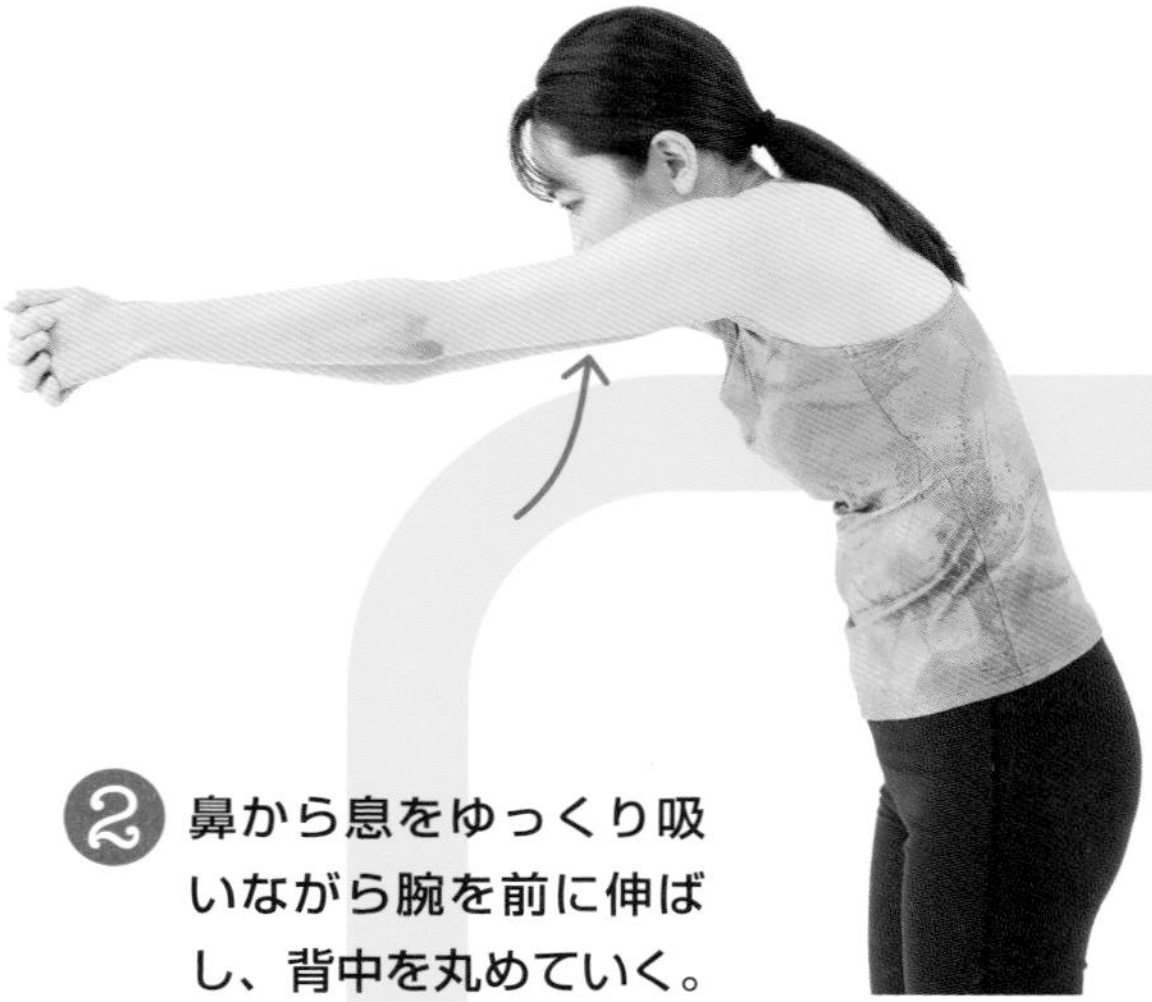

❷ 鼻から息をゆっくり吸いながら腕を前に伸ばし、背中を丸めていく。

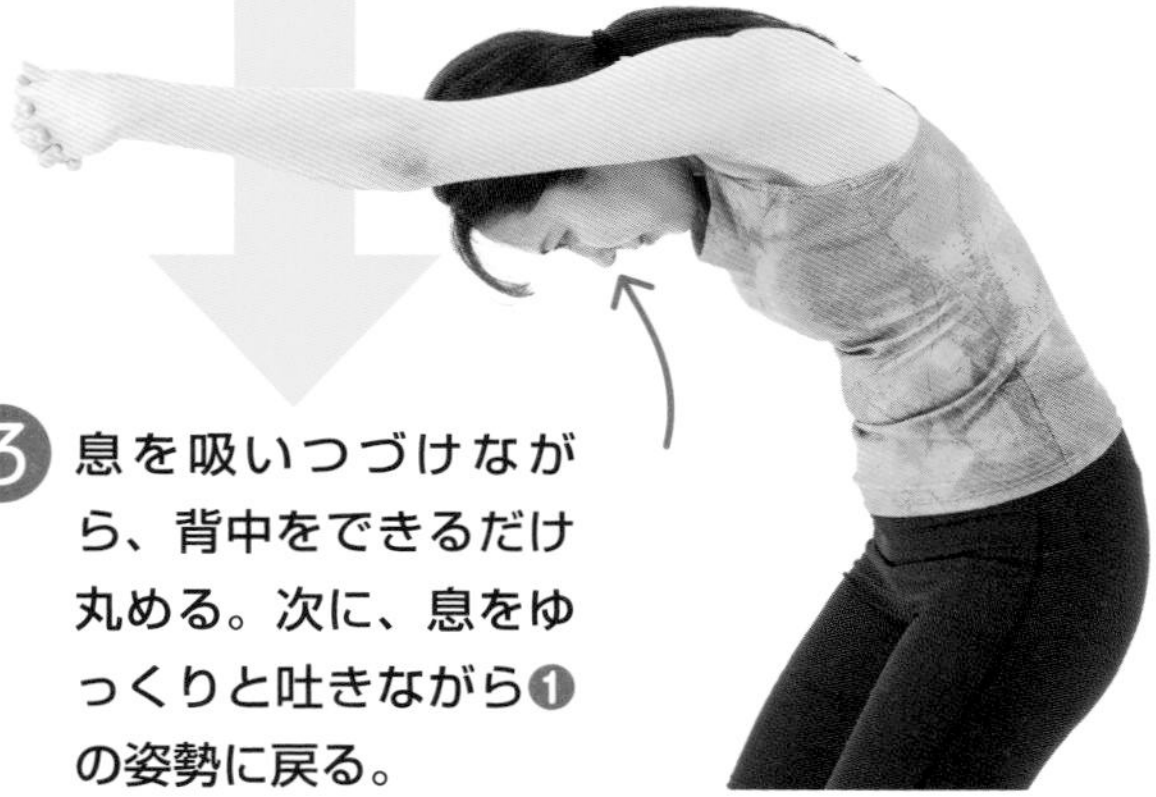

❸ 息を吸いつづけながら、背中をできるだけ丸める。次に、息をゆっくりと吐きながら❶の姿勢に戻る。

❶〜❸を3回で1セット 1分

1日3セット行う

ポイント
- 途中で息を止めないように注意する。
- 息が乱れたら呼吸をゆっくり整える。

快息ストレッチ⑤ 体側ゆるめ

体側の呼吸筋をストレッチして胸郭を広げ呼吸をしやすくする体操。

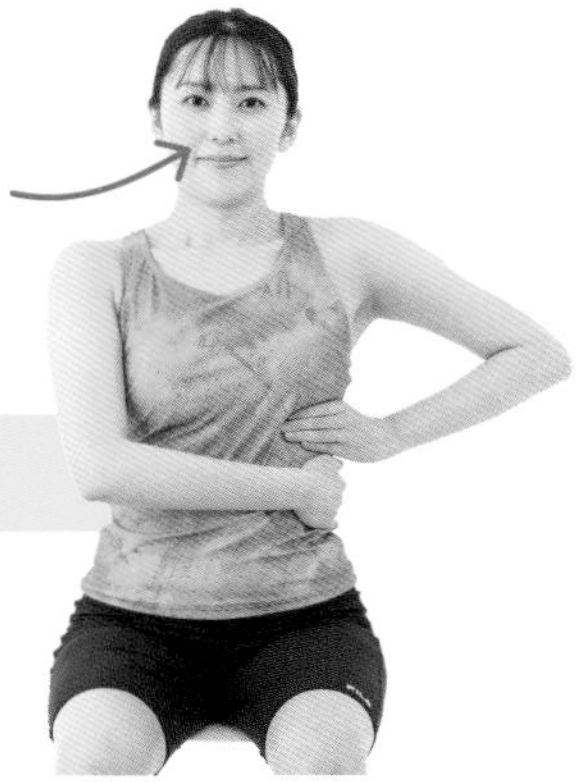

❶ イスに座って背すじを伸ばし、右手を左わきの下部へ、左手を左わきの上部へ置いて押さえて、鼻から息をゆっくり吸う。

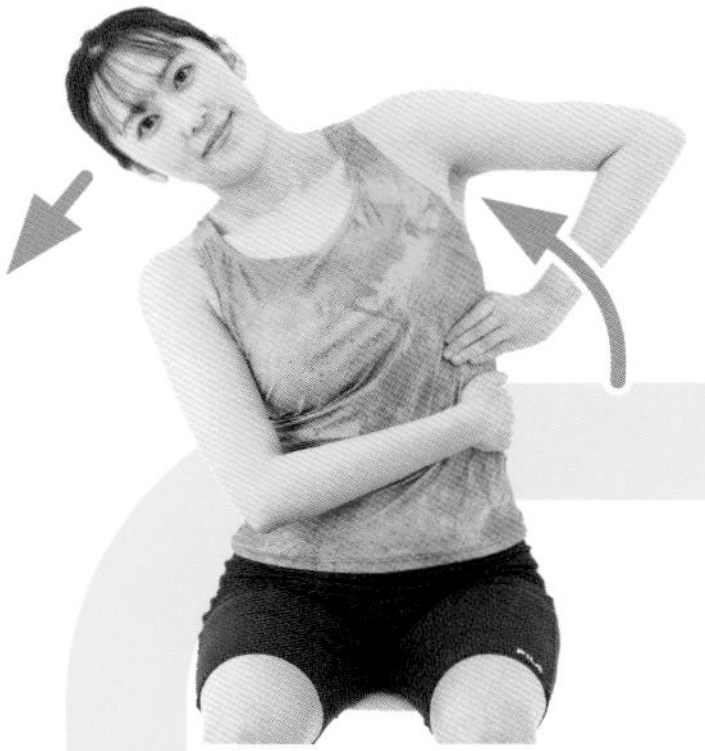

❷ 口から息を吐きながら体を右に倒し、吐き終わるまでに❶の体勢に戻る。腹式呼吸で息を整える。これを3回くり返す。

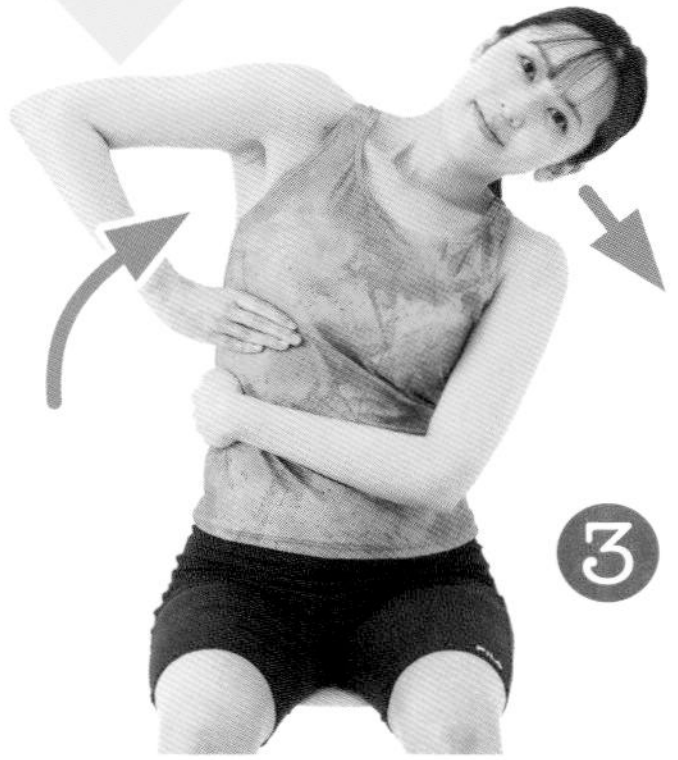

❸ 反対側も同様に行う。

❶～❸で
1セット 1分
1日3セット行う

ポイント
- 途中で息を止めないように注意する。
- 体が前かがみになったり後ろに反ったりしないように注意する。

症例報告

ぜんそくや不安症からくる過呼吸で息苦しさに悩み引きこもりになったが快息ストレッチで呼吸がらくになり今は毎日外出が楽しみ

川島理恵《かわしまりえ》さん（仮名・55歳）は、小児ぜんそくを患った経験があり、胸の上部だけで行う浅い呼吸（胸式呼吸）になることが多かったそうです。さらに、40歳くらいから**不安症やうつ傾向が現れはじめ、不安や緊張に襲われると突然胸が苦しくなり、呼吸数が増えていく過呼吸の発作が現れるようになりました**。こうした症状のせいで、川島さんはしだいに家に引きこもることが多くなったといいます。

過呼吸の症状を抑えるために、私は川島さんに呼吸をらくにする**「口すぼめ呼吸」「横隔膜呼吸」「快息ストレッチ」**を指導しました。すると、1ヵ月後には、ほとんど胸式呼吸だった川島さんが**腹式呼吸をメインに行えるようになりました**。さらに、吸気時間と呼気時間の比率（I・E比）が1対1・25から1対1・75に改善し（正常は1対2）、**呼吸がらくになり発作も減ったと喜んでいました**。呼吸が安定するのと同時に、**不安症やうつの症状も改善**され、今では毎日の外出が楽しみになっているそうです。

第4章

新型コロナ後遺症の息切れもCOPDの息苦しさも改善！大学教授の専門医が指導する呼吸教室で改善者続出の呼吸力アップ体操「肺活性筋トレ」

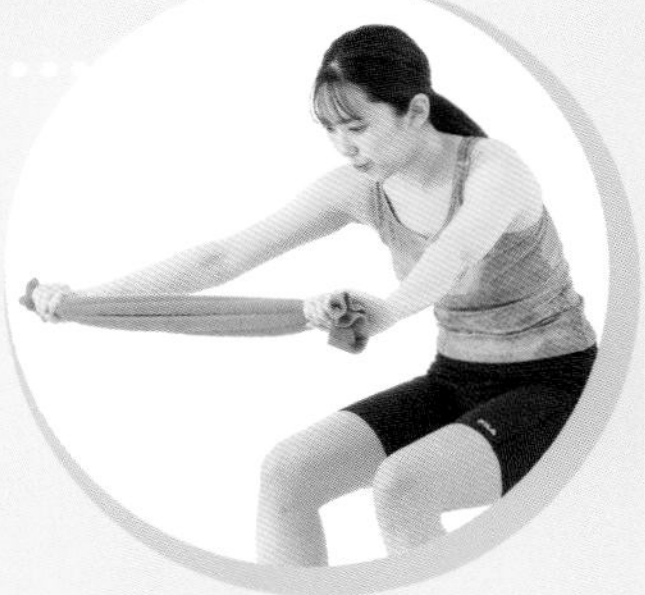

須藤英一　国際医療福祉大学臨床医学研究センター教授
山王病院呼吸器センター内科副部長

息切れ改善には「快息ストレッチ」に加え呼吸筋の強化も重要で、呼吸リハビリの運動から厳選した「肺活性筋トレ」がおすすめ

第3章で紹介した「快息ストレッチ」で胸郭が大きく広がるようになったら、次に、呼吸筋や呼吸補助筋を強化するための筋トレをしましょう。

呼吸器疾患《しっかん》の進行予防や回復のための理学療法や運動療法は**「呼吸リハビリテーション」**（以下、呼吸リハビリ）と呼ばれ、病院ではさまざまな体操が行われています。私が行っている呼吸教室でも呼吸リハビリの体操を紹介していますが、やり終えてすぐに効果を実感する方がとても多く、呼吸がらくになったと大変喜ばれ、毎年参加されるリピーターもいるほどです。今回紹介するのは、**特に効果が高く、やりやすさや続けやすさも考慮して厳選した「肺活性筋トレ」**です。息切れの解消に効果抜群なので、ぜひ試してください。

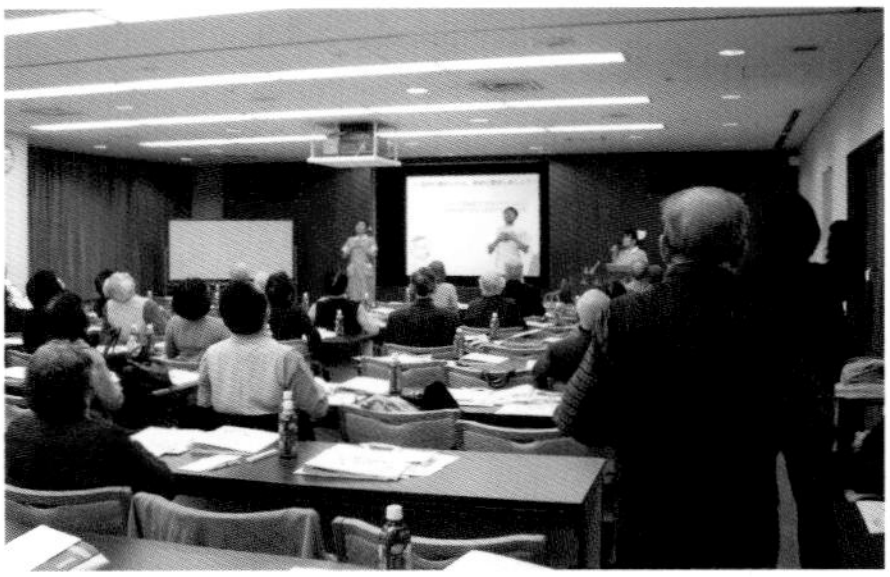

呼吸教室のようす（2006年撮影）

肺活性筋トレは呼吸筋を強め息がらくになるばかりか全身の代謝を上げ、医師の私も続けたら体重が10キロ減り理想の体型に

「肺活性筋トレ」は、数多くある呼吸リハビリの運動療法をコンパクトな「1分体操」にまとめた、シンプルで効率のいい運動です。呼吸筋を強め、**息切れや息苦しさといった呼吸器の症状を改善する運動**ですが、実は、**免疫力を高める効果も期待できます**。

実際、私も肺活性筋トレを毎日朝晩行うようになってから、カゼをひくことがほぼなくなり体調もとてもよくなりました。

また、**30代後半に70キロほどあった体重が、肺活性筋トレを始めてから2～3年で約60キロまで減り、現在はさらに5キロ減っています**。肺活性筋トレにはこうしたダイエット効果も期待できるので、肥満で息切れに悩んでいる人にはうってつけの体操といえるでしょう。

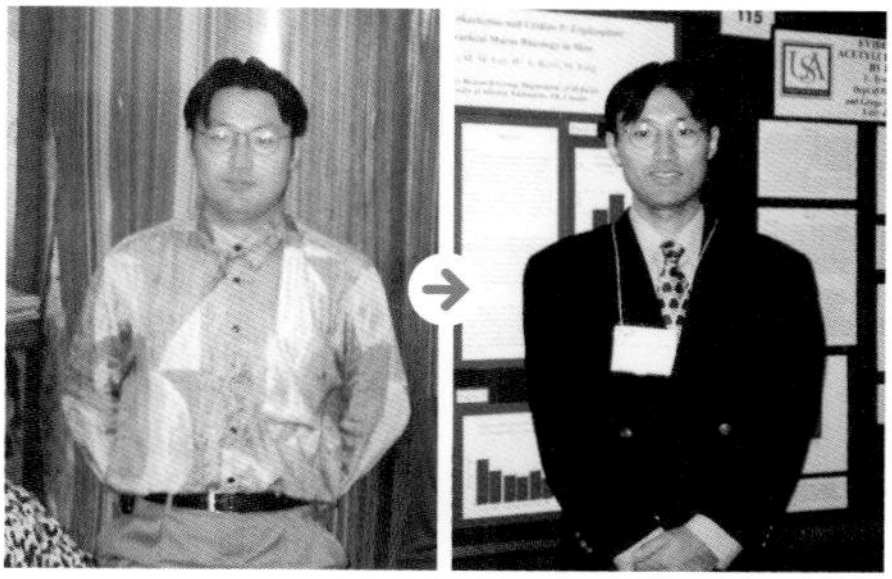

肺活性筋トレで体重が10キロ減った

肺活性筋トレは横隔膜や肋骨周囲の筋肉、骨盤底筋も鍛え、息を吐き出す・吸い込む力が強まり深く長く息ができるようになる

筋トレというときついイメージがありますが、ここで紹介する「**肺活性筋トレ**」は、できるだけつらくならず、継続して筋力強化ができるよう厳選した4つの体操です。実践すれば、息を吐き出す力や吸い込む力がグンと高まります。

①おじぎ体操と**②体側伸ばし**は、タオルを持って行う体操で、ストレッチをしながら、上体の自重を利用して体側や背中の呼吸筋群を鍛えます。**③骨盤底筋ブレス**は、骨盤の底にある骨盤底筋と横隔膜を鍛える体操です。横隔膜と骨盤底筋は連動しているので、両方同時に鍛えるととても効果的です。骨盤底筋は鍛えるのが難しい深部筋なので、手作りのタオル棒を使って行います。頻尿や尿もれの予防にもなる体操です。**④体幹筋ブレス**は、おなか側の呼吸筋と横隔膜を集中的に鍛える体操です。おなかヤセ効果も期待できます。4つの体操すべてを行うのが理想ですが、できる範囲で行っても十分に効果が期待できるでしょう。

肺活性筋トレ① おじぎ体操

●タオルを準備する（長い棒などでも可）

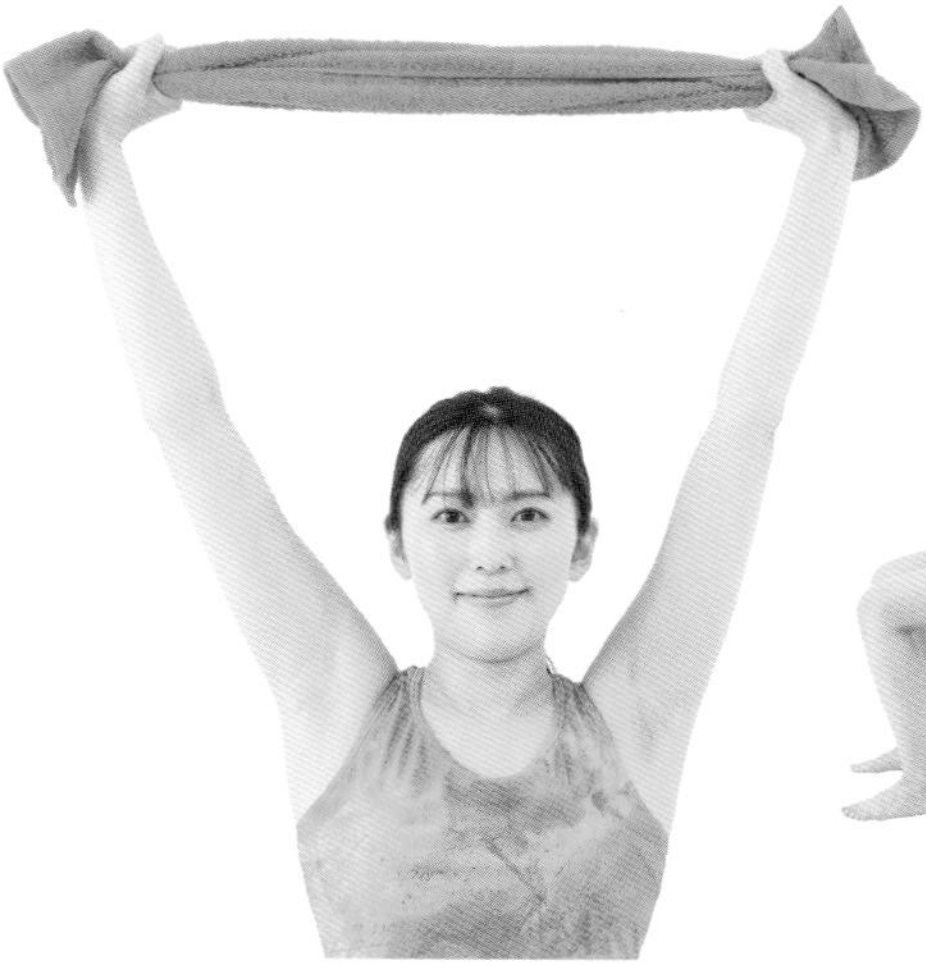

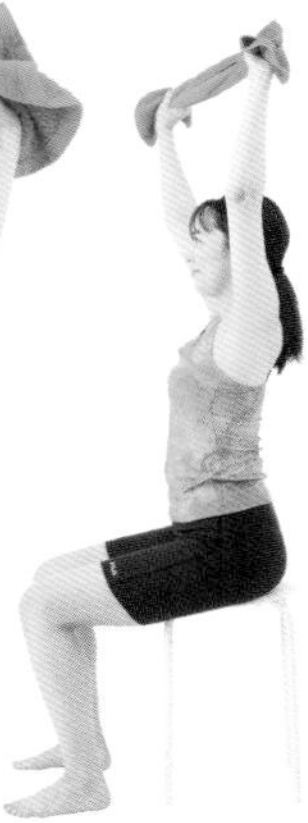

●基本の姿勢

イスに浅く座り、背すじを伸ばして前を向く。タオルがピンと張るように引っぱり、腕をまっすぐに伸ばしてひじを曲げないようにする。

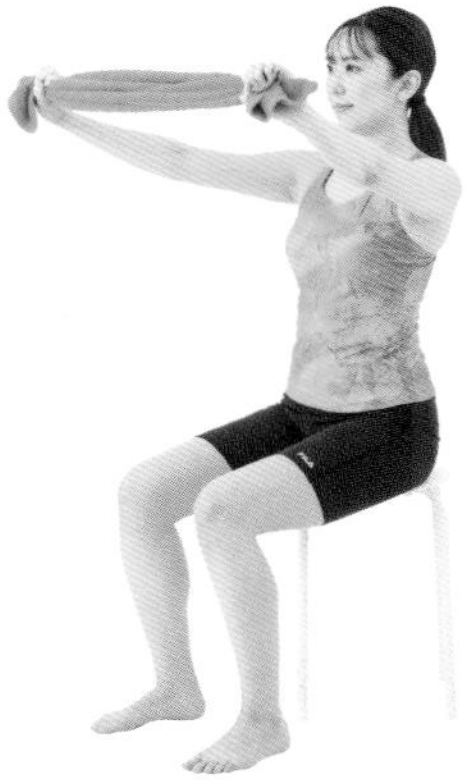

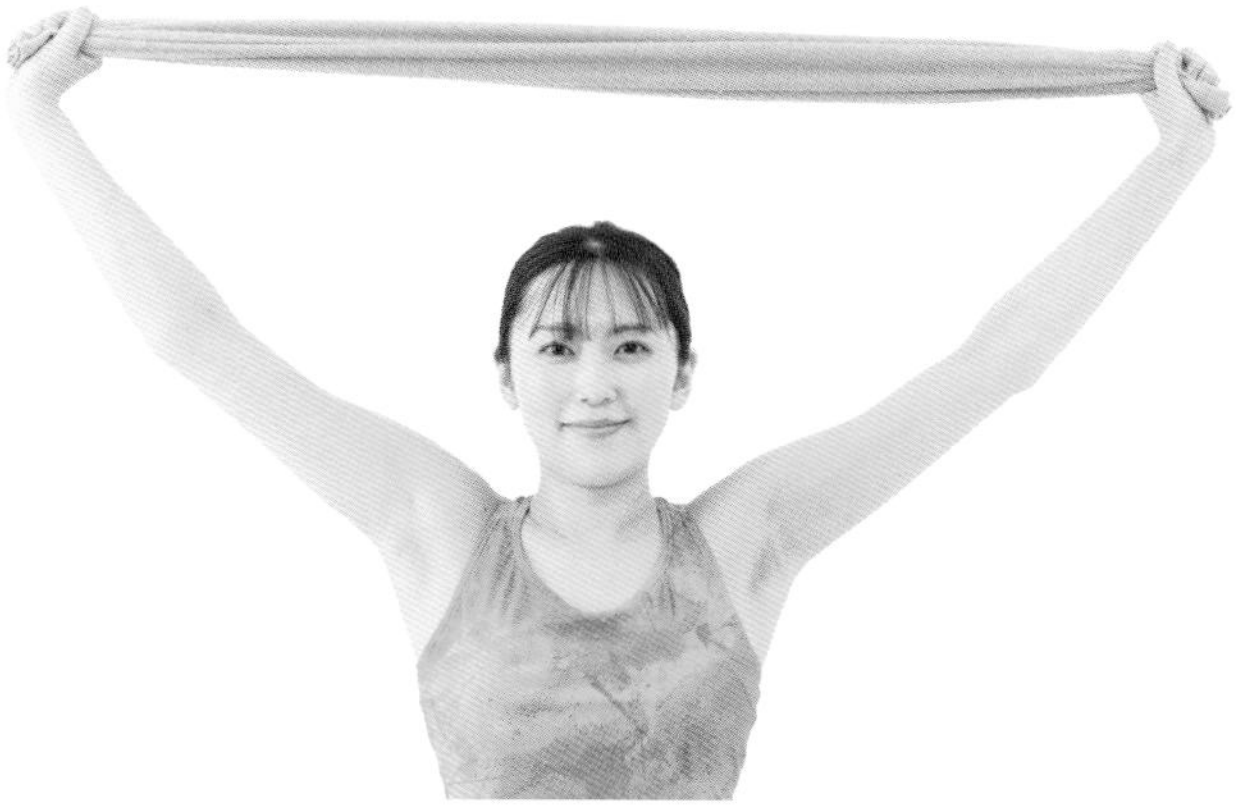

●腕が上がらない人

腕がまっすぐ上がらない人は、低めの位置から開始してもいい。

●タオルを持つ幅

肩幅よりも広めの位置をつかむ。広めのほうが腕を動かしやすい人は、長いタオルを使って幅広く持つといい。

肺活性筋トレ① おじぎ体操

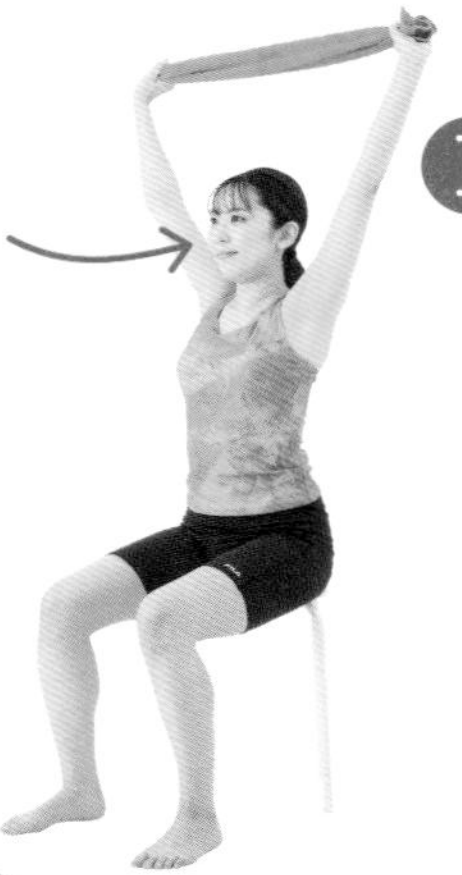

❶ 鼻から息をゆっくり吸いながら、タオルをつかんだ両手をまっすぐ上げる（腕が上がらない人は上がるところまででいい）。

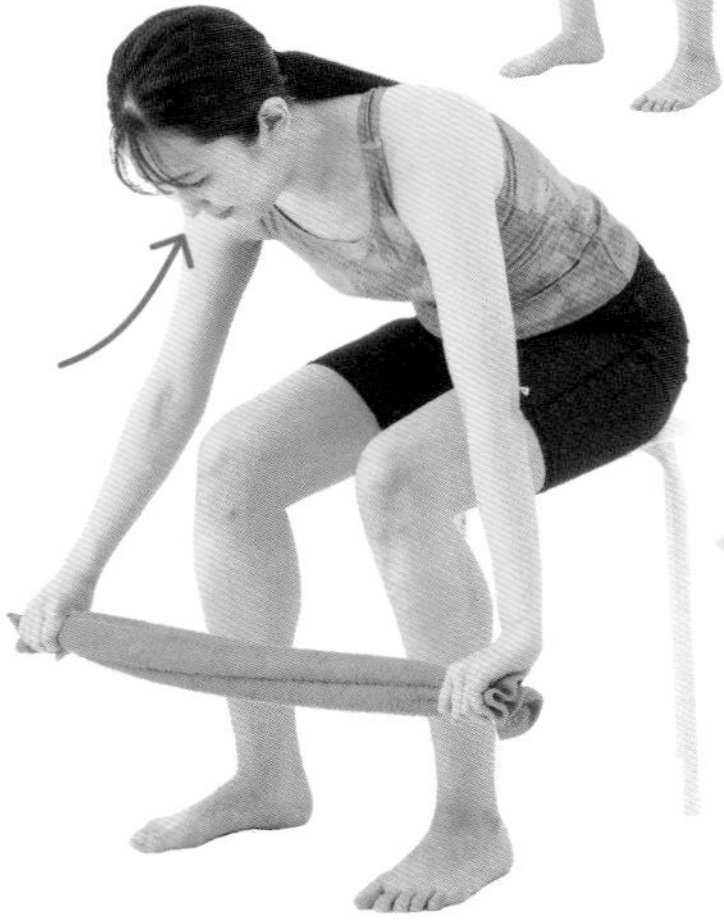

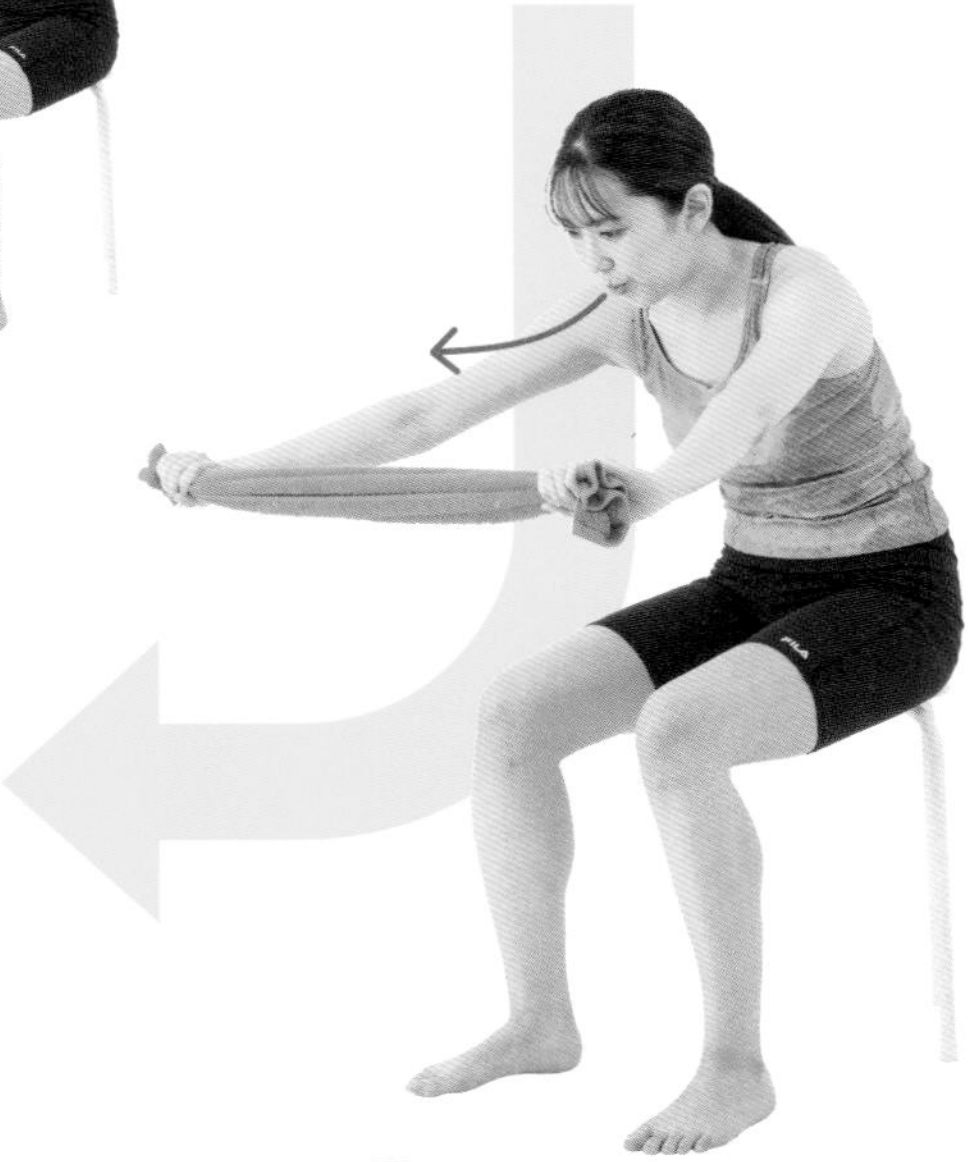

❸ 両手を下ろしきったら、鼻から息を吸いながら❶の姿勢まで戻す。

❷ 口からゆっくり息を吐きながら、両手を足もとまで下ろしていく。

ポイント
- 途中で息を止めないようにする。
- タオルをピンと張り、ひじを曲げないように注意する。

❶〜❸を3回で1セット 1分
1日3セット行う

肺活性筋トレ② 体側伸ばし

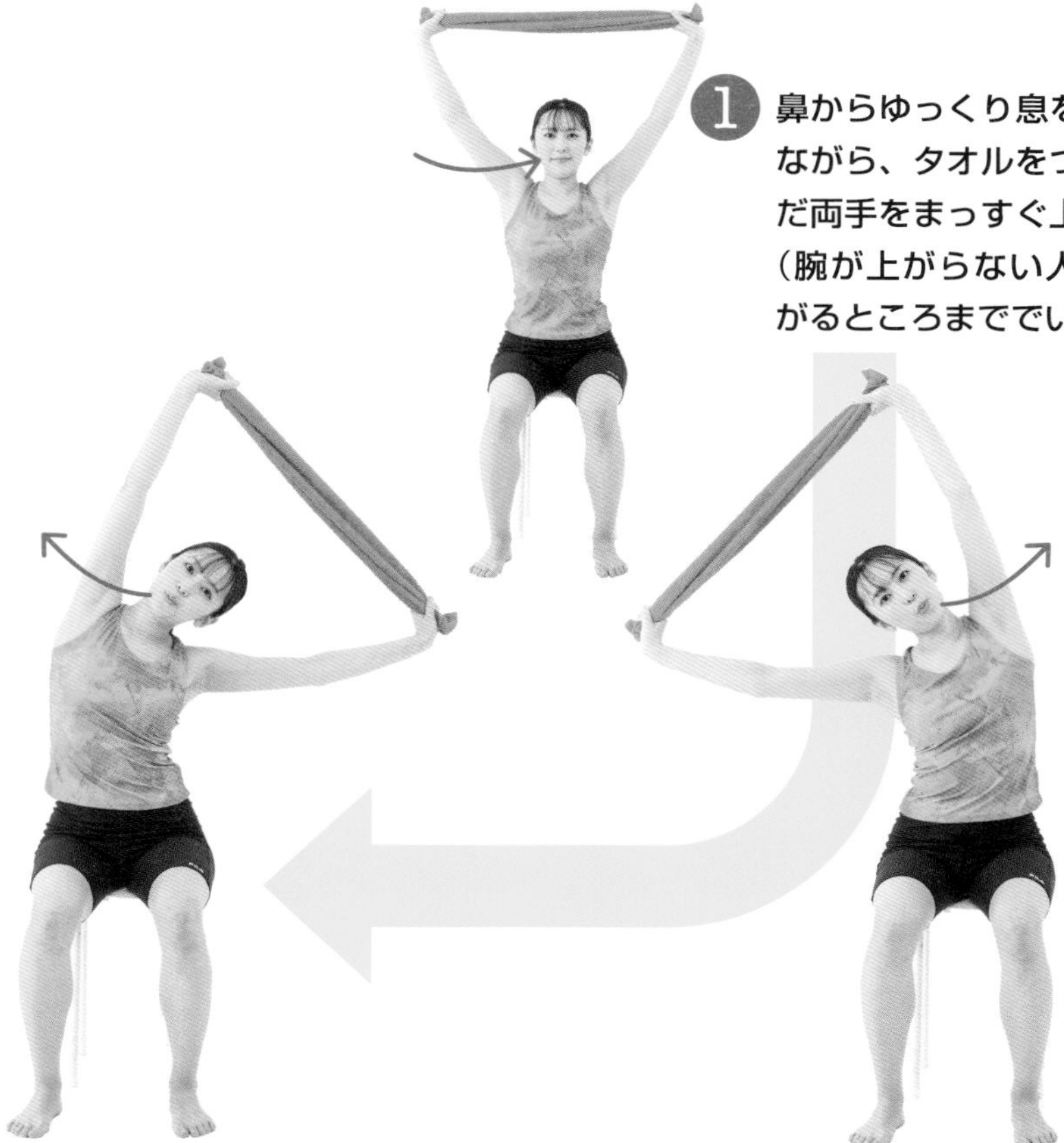

❶ 鼻からゆっくり息を吸いながら、タオルをつかんだ両手をまっすぐ上げる(腕が上がらない人は上がるところまででいい)。

❷ 口からゆっくり息を吐きながら、体を右側に倒す。このとき、わき(体側)が伸びているのを意識する。伸びきったら、鼻から息を吸いながら❶の姿勢に戻る。

❸ 反対側も同様に行う。

❶～❸を2回で1セット 1分
1日3セット行う

ポイント
- 途中で息を止めないようにする。
- タオルをピンと張り、体側が伸びるのを感じながら行う。

肺活性筋トレ③ 骨盤底筋ブレス

●タオル棒を準備する

骨盤底筋は横隔膜の動きと連動しており、呼吸にかかわる大切な筋肉。しかし、深部にあるので意識しづらくトレーニングが難しい筋肉です。そこで、タオルを巻いて作る「タオル棒」を利用することで、効率的に鍛えます。

タオル棒を準備する

1. 薄手のフェイスタオルの長いほうを４つに折る。
2. ❶の短いほうの辺（図のⒶ）からくるくると巻いていく。
3. ❷の中央と両端を輪ゴムで留めたら完成。太すぎる場合は、❷のⒶではないほうの辺（端）から巻いて棒にすれば、細めのタオル棒になる。

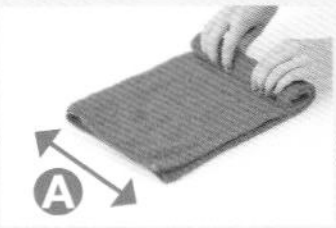
Ⓐ

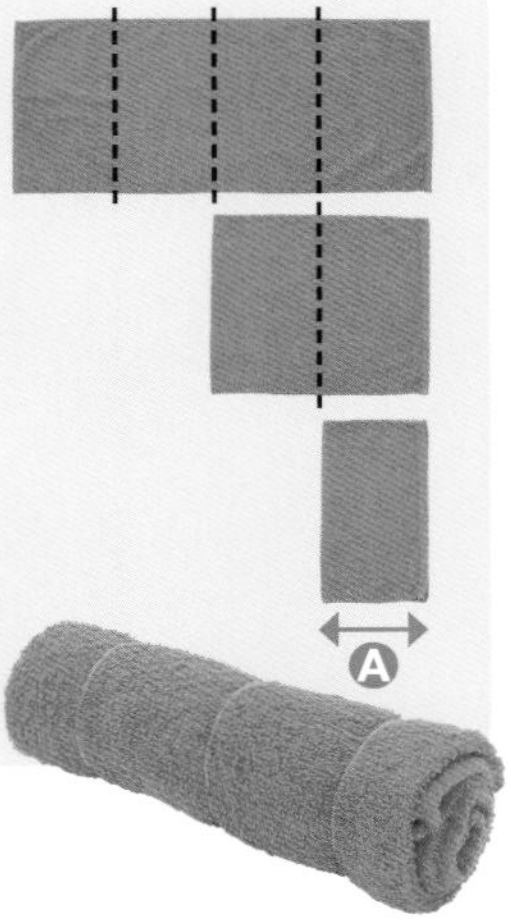
Ⓐ

●骨盤を立てて座る

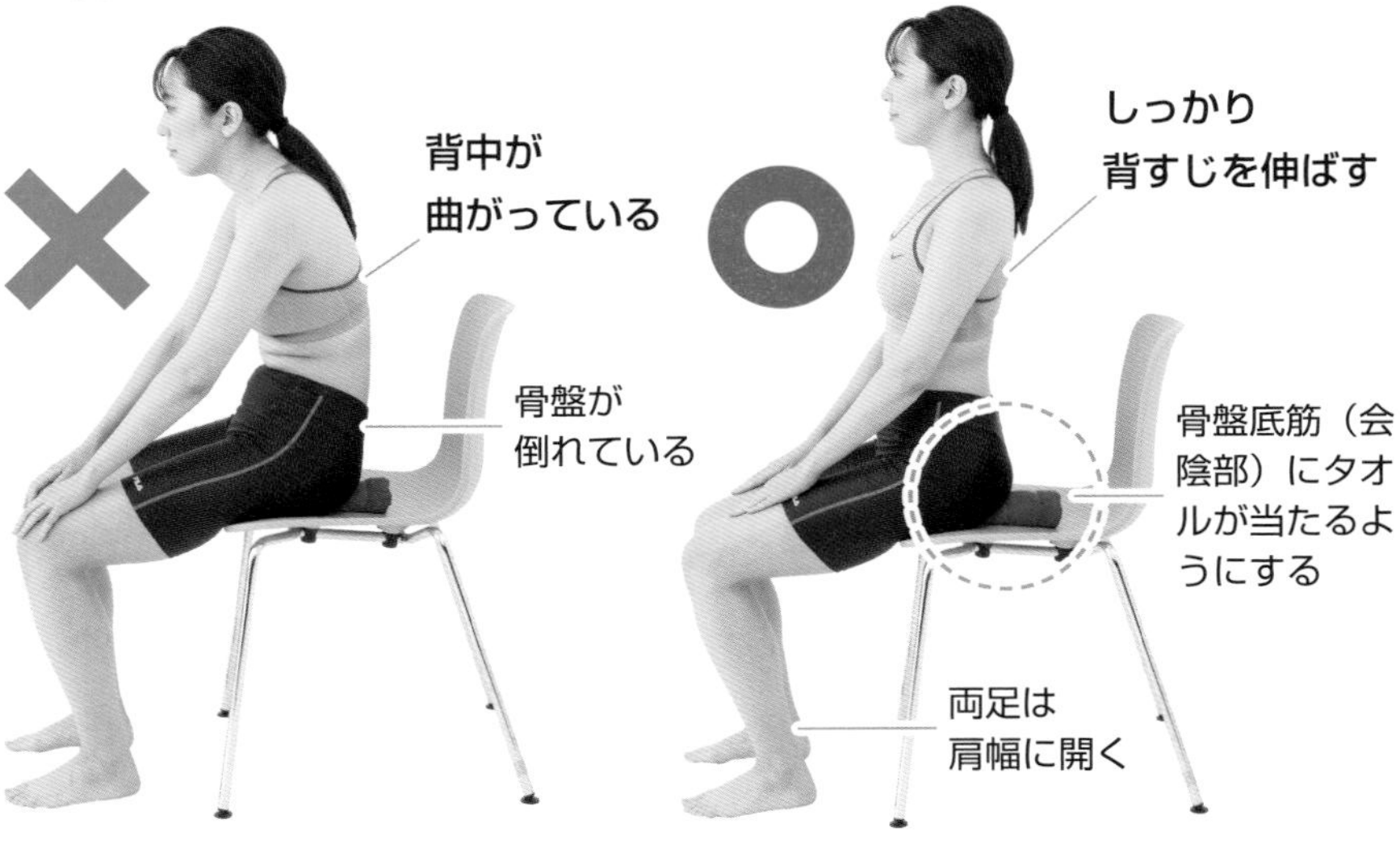
背中が
曲がっている
骨盤が
倒れている
しっかり
背すじを伸ばす
骨盤底筋（会陰部）にタオルが当たるようにする
両足は
肩幅に開く

❶ タオル棒をイスの座面に置き、それにまたがるように座る。

❷ おなかに手を当て、肛門をギュッと締めて口からゆっくり息を吐く。おなかがへこんでいくのを意識しながら行う。

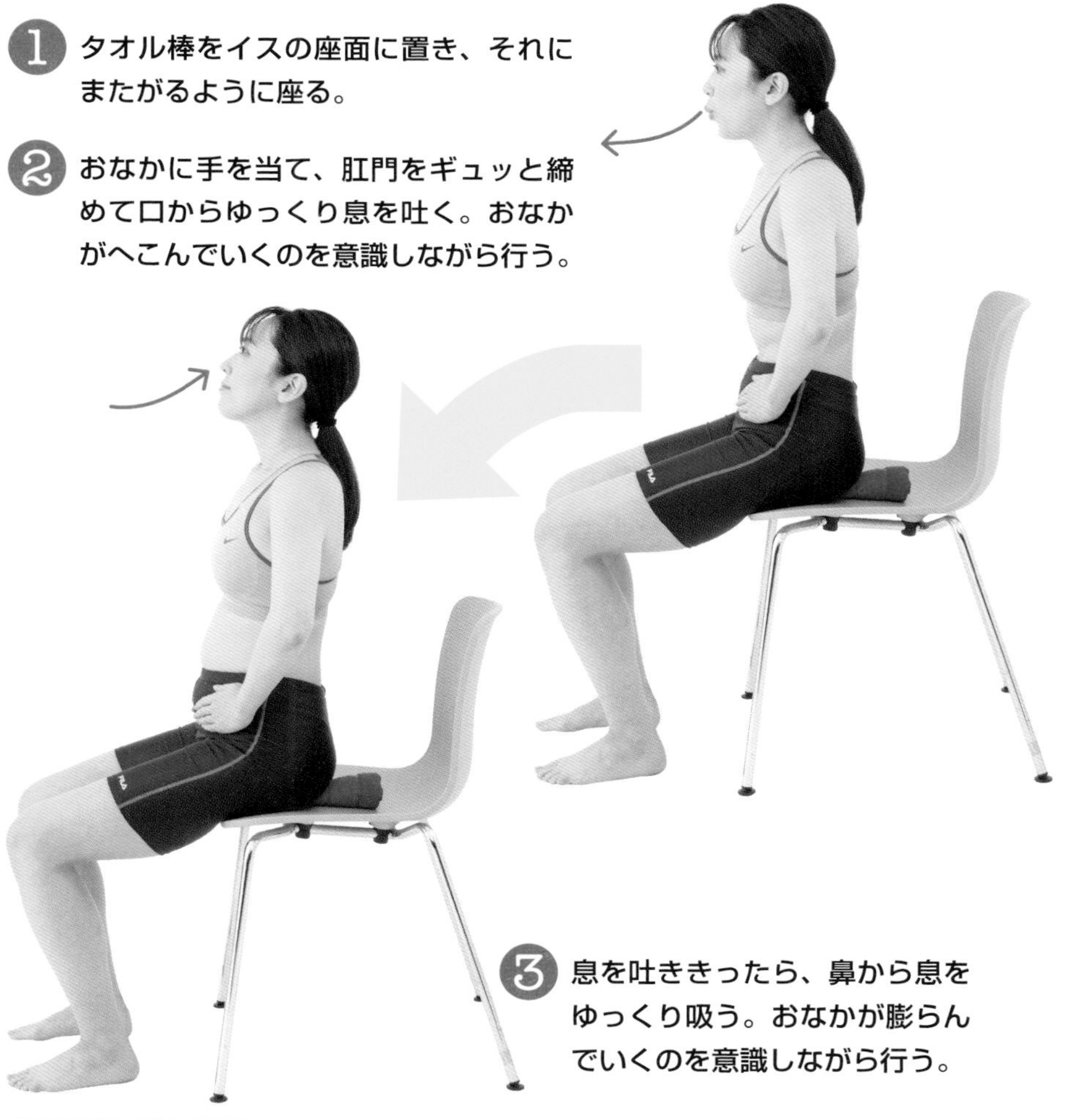

❸ 息を吐ききったら、鼻から息をゆっくり吸う。おなかが膨らんでいくのを意識しながら行う。

❷～❸を4回で
1セット 1分
1日3セット行う

ポイント
・骨盤底筋の位置や動きを意識しながら肛門や膣に力を入れる。
・タオル棒の上に座って痛みを感じるときは、タオル棒を使わずに行ってもかまわない。

肺活性筋トレ④ 体幹筋ブレス

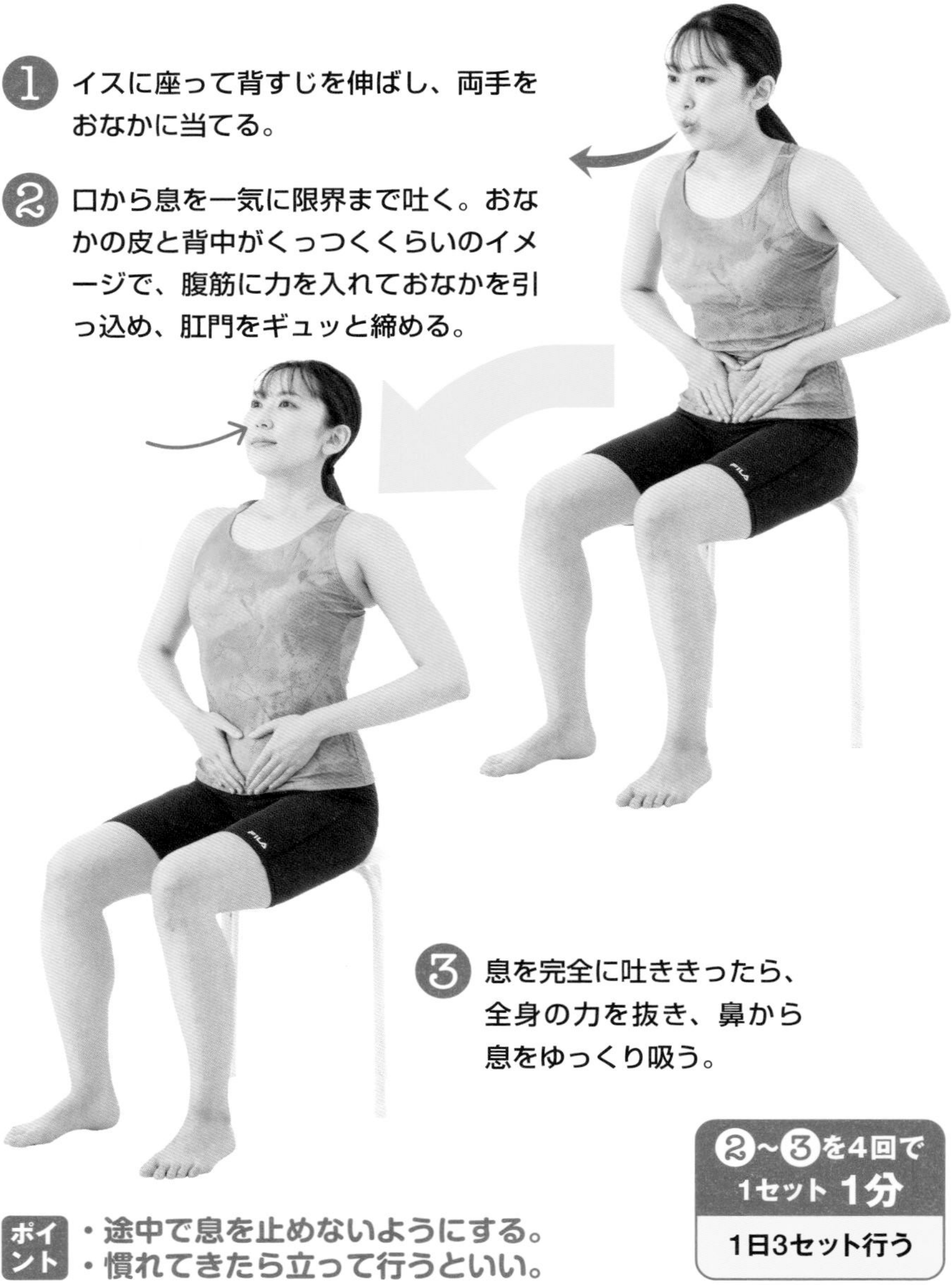

❶ イスに座って背すじを伸ばし、両手をおなかに当てる。

❷ 口から息を一気に限界まで吐く。おなかの皮と背中がくっつくくらいのイメージで、腹筋に力を入れておなかを引っ込め、肛門をギュッと締める。

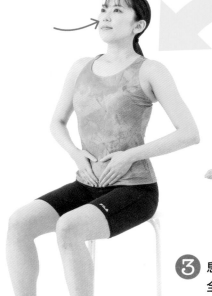

❸ 息を完全に吐ききったら、全身の力を抜き、鼻から息をゆっくり吸う。

❷～❸を4回で
1セット 1分

1日3セット行う

ポイント
・途中で息を止めないようにする。
・慣れてきたら立って行うといい。

肺活性筋トレの効果を高めるには下肢・上肢・体幹の筋トレも重要で、「あおむけキック」など効力アップ体操も行えば完璧

「肺活性筋トレ」は、やりやすさや継続しやすさなども重視しているため、必要最小限のコンパクトな体操になっています。**体力にゆとりのある人や、さらに効果を高めたい人は、次の効力アップ体操も加えるといいでしょう。**

一つめの**「あおむけキック」**（74ページ参照）は、下肢《かし》の筋力をつける体操です。下肢は呼吸と関係なさそうな部位に思えますが、筋肉量の多い下肢のトレーニングは心肺を含む全身の健康に効果が高く、呼吸力のアップにも有効です。COPD（慢性閉塞《へいそく》性肺疾患《しっかん》）の運動療法としても強く推奨されています。

二つめの**「羽ばたきエクサ」**（75ページ参照）は、上肢《じょうし》の筋トレです。呼吸にかかわる呼吸筋や呼吸補助筋を鍛えます。腕力や握力の強化にも役立ちます。

上肢や下肢の筋力は、日常生活でも重要になります。QOL（生活の質）を高めるうえでも大切なトレーニングになるので、ぜひとも行ってほしい体操です。

効力アップ体操① あおむけキック

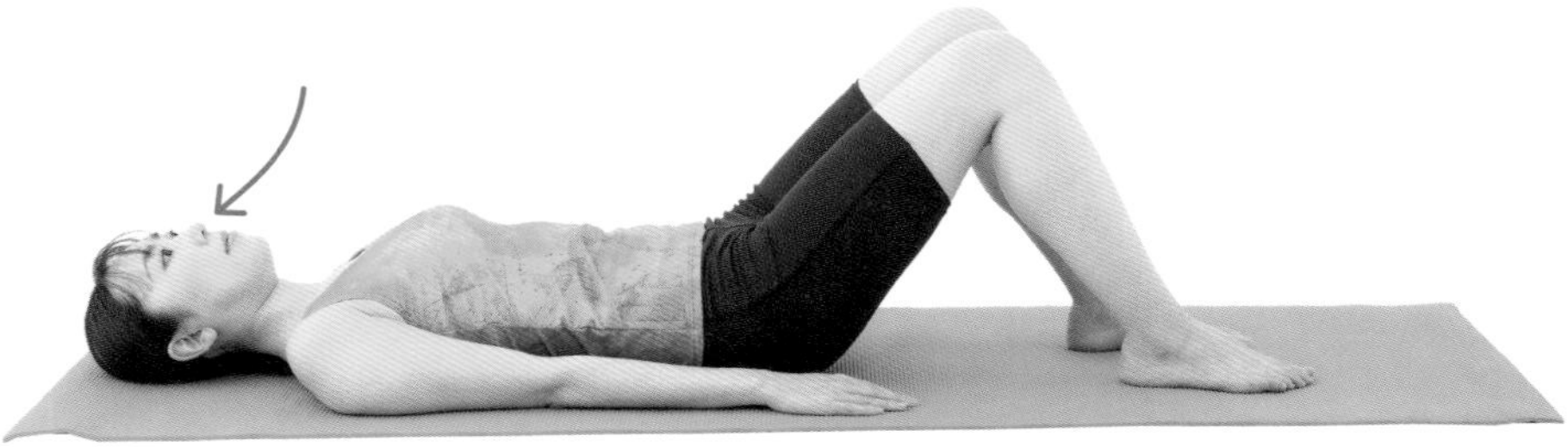

❶ あおむけになり、両ひざを立てる。
鼻からゆっくり息を吸う。

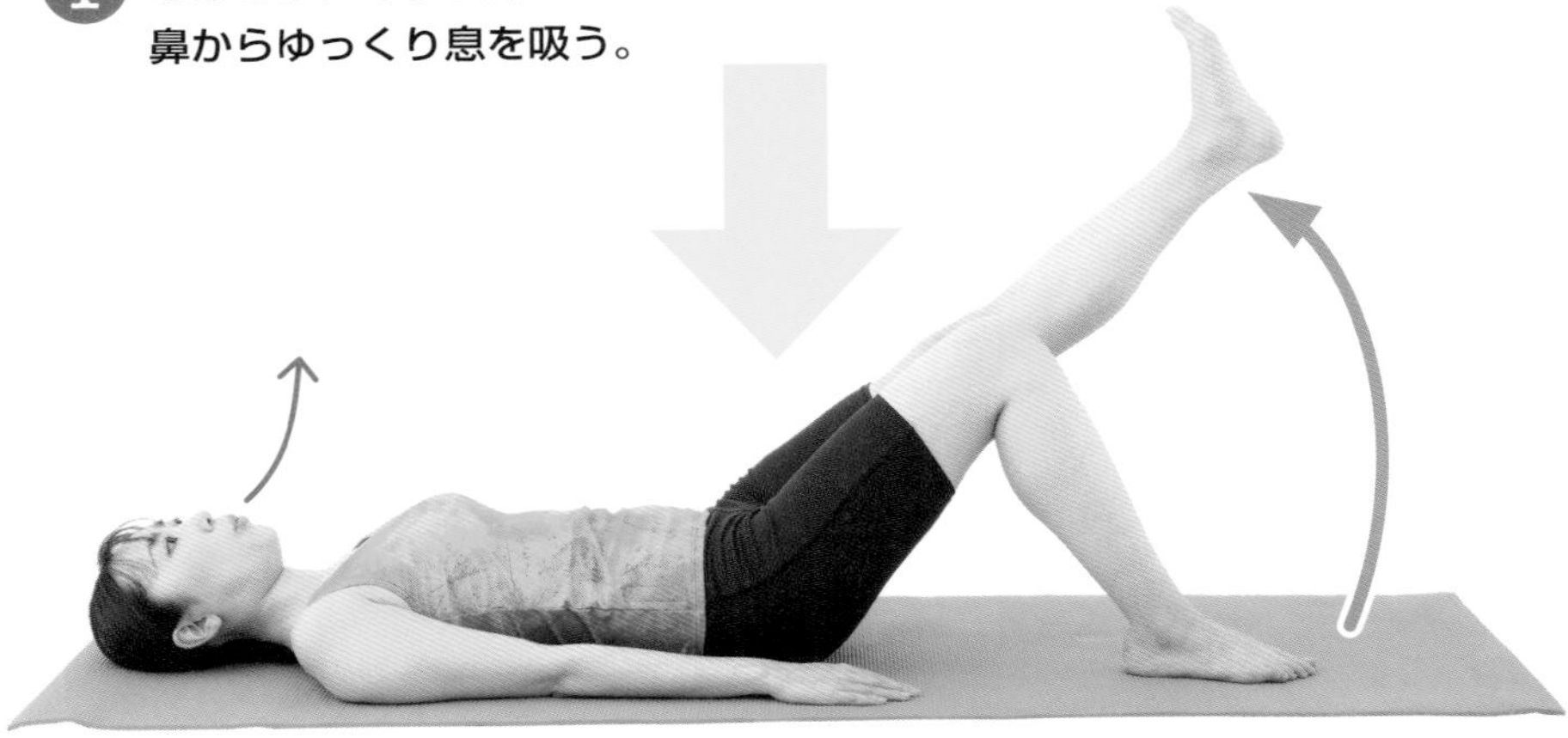

❷ 口から息を吐きながら、左足を持ち上げてひざをまっすぐに伸ばし、
息を吐ききるまでにもとの位置に戻す。これを3回くり返す。

❸ 右足でも同様に行う。

ポイント
- 息を吸うときに、おなかに手を当てて
腹式呼吸ができているか確認するといい。
- 慣れてきたら、足首に専用の重りを
つけるとさらに効果が高まる。

**❶〜❸で
1セット 1分**
1日3セット行う

効力アップ体操② 羽ばたきエクサ

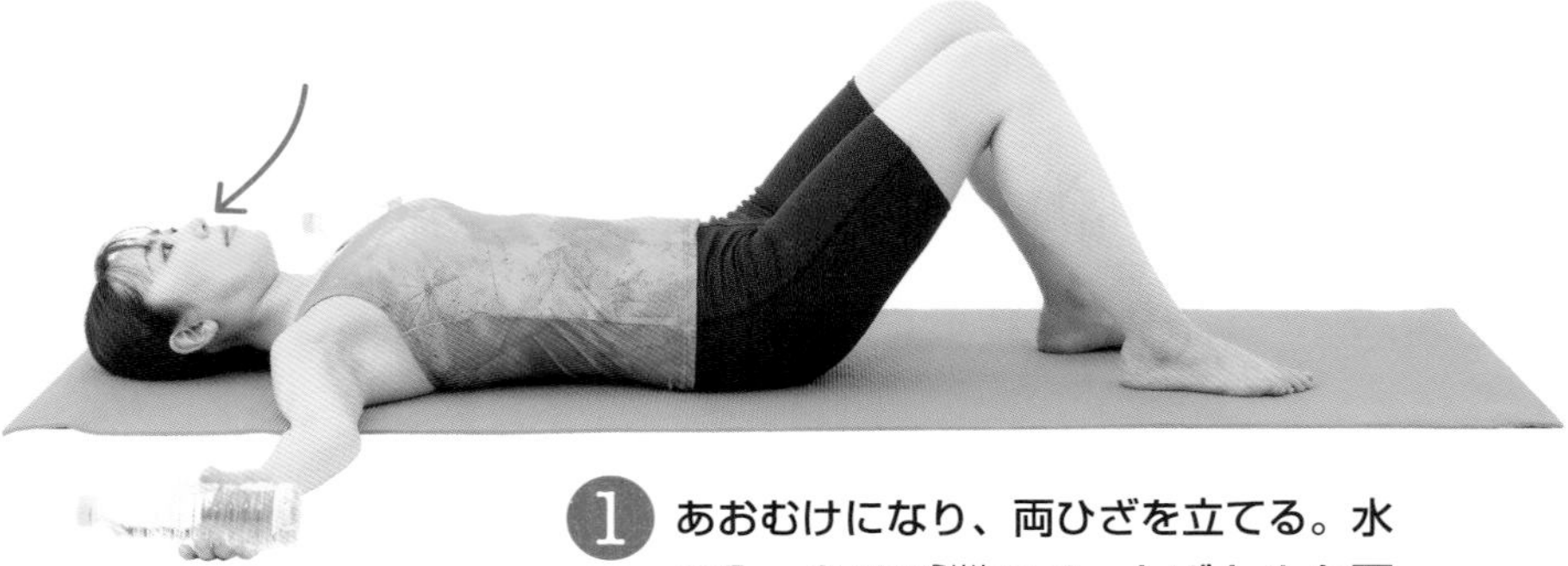

❶ あおむけになり、両ひざを立てる。水の入った500ミリリットルのペットボトルを両手に持ち、腕を左右に開き、鼻からゆっくり息を吸う。

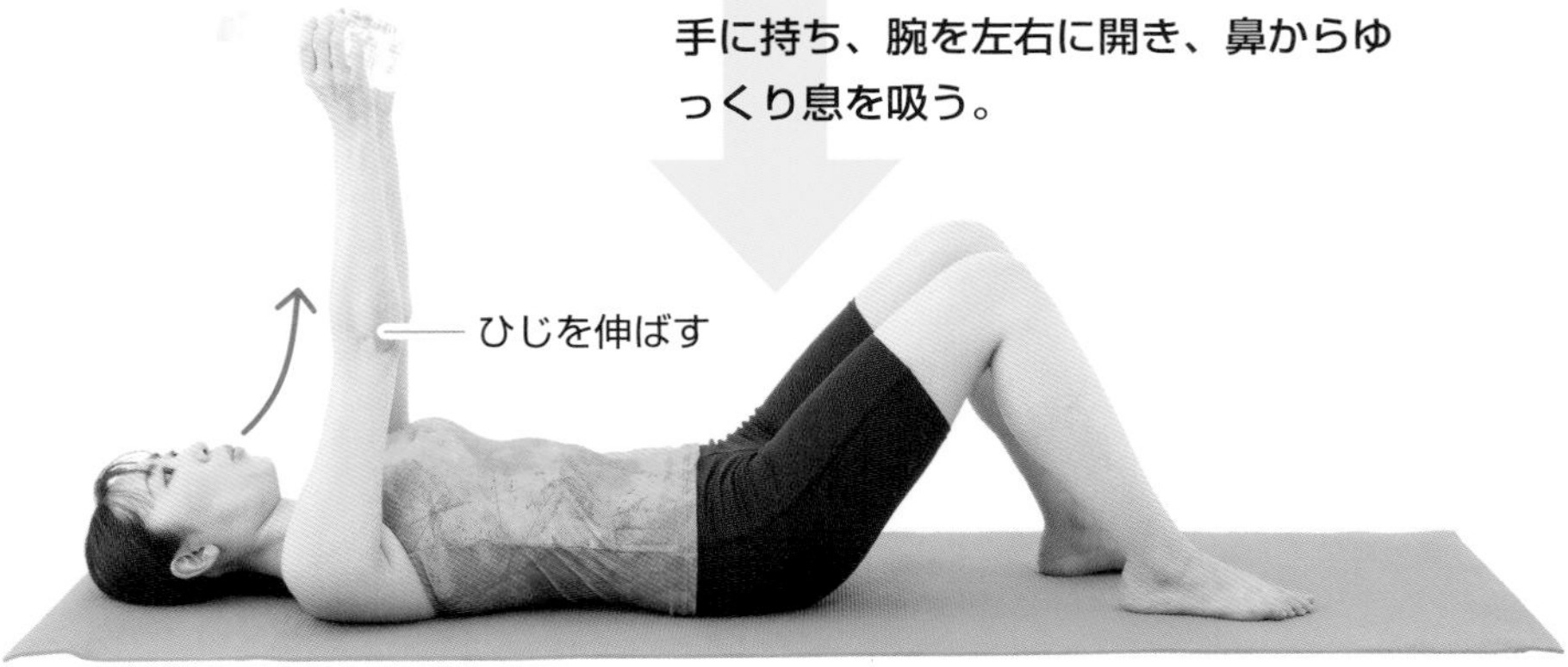

❷ 口から息を吐きながら、ひじを伸ばした状態で両腕を体の真上にゆっくりと持ち上げる。息を吐ききるまでに❶の姿勢に戻る。これを５回くり返す。

ポイント
- 慣れてきたら、ペットボトルのサイズを大きくしたりダンベルを使うなどして、負荷を大きくするといい。
- 力を入れたときに息を止めたり、いきんだりしないように注意する。

❶～❷で1セット 1分
1日3セット行う

症例報告

エクモが必要なほど重症の新型コロナ肺炎で後遺症の息切れに苦しんだが、肺活性筋トレで酸素飽和度が80%台から90%台後半まで改善

坂上達夫《さかがみたつお》さん（仮名・62歳）は、新型コロナウイルス感染症による肺炎で一時重篤となり、ＥＣＭＯ（エクモ：体外式膜型人工肺）による治療を受けた患者さんです。一命を取り留めたものの、**新型コロナウイルス感染症の罹患《りかん》後症状（いわゆるコロナ後遺症）**が続いており、いっこうに治まらない息切れや呼吸困難に悩まされていました。私の勤務する病院に坂上さんが転院してきたときには、携帯用酸素ボンベを使用した在宅酸素療法（ＨＯＴ）を行っている状態でした。

胸部Ｘ線検査では、肺が炎症を起こしてまっ白の状態でした。少し動いただけでも酸素飽和度（SpO_2）が低下し、歩いたり運動したりするとSpO_2は80％台（基準値は96～99％）まで下がってしまいます。1日じゅう息苦しさに苦しむような状態だったので、私は薬物療法と合わせて**「口すぼめ呼吸」**や**「横隔膜呼吸」**などの呼吸法を指導しました。また、胸郭可動域が狭く呼吸が浅かったので、胸郭を広げる**「快息ストレッチ」**や、呼吸筋を強める**「肺活性筋トレ」**といった

1分体操を中心とした呼吸リハビリに取り組んでもらいました。

1回めの呼吸リハビリは5ヵ月間、その翌年に2回め（2ヵ月間）を行いました。坂上さんは1分体操や筋力強化に熱心に取り組みました。すると、体力がすっかりもとに戻り、肺のX線画像はとてもきれいな状態に（左図）。**安静時ののSpO2は90％台後半になり、息切れや息苦しさの症状も治まって、在宅酸素療法からも離脱できました**。息切れすることなく長時間歩行できるようになり、6分間歩行試験（平らな場所を6分間で歩ける距離や酸素飽和度の変化などを調べる検査）では**歩行距離が400メートル（HOTあり）から600メートル（HOTなし）まで顕著に改善しています**。

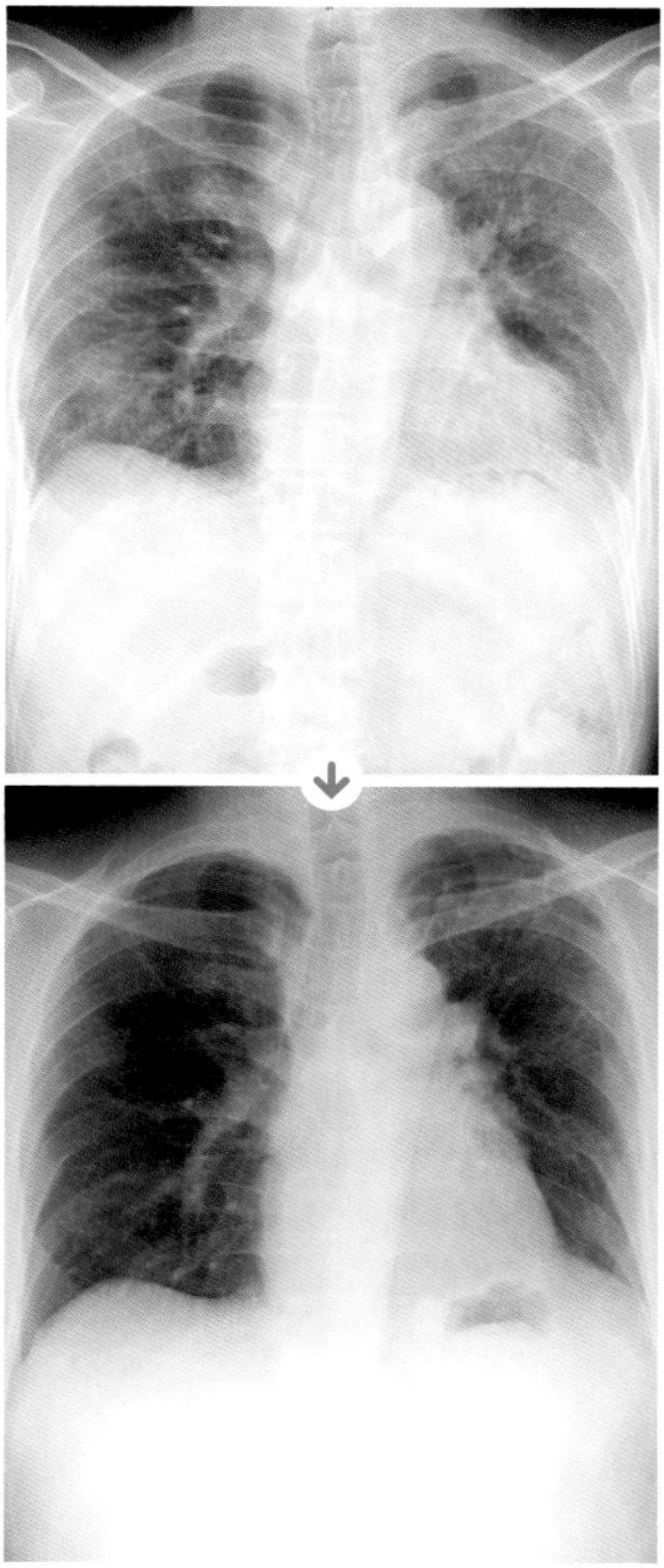

坂上さんの肺のX線画像

坂上さんの胸部X線検査の画像。上は私の勤務する病院に転院してきたときの画像。肺が白っぽく見えるのは炎症を起こしているため。下は肺活性筋トレなどを行った後で、炎症のない元気な肺に戻っているのがわかる。

症例報告

COPDで外出もままならないほどの息苦しさに悩んだが、肺活性筋トレで階段も坂道も上れるまで回復

上田良一《うえだりょういち》さん（仮名・72歳）は、散歩中に呼吸困難で病院に搬送され、**COPD（慢性閉塞《へいそく》性肺疾患《しっかん》）の増悪**と診断されました。薬物療法を開始したものの息苦しさが改善しないため、肺活性筋トレなどの呼吸リハビリを開始。すると3ヵ月後には**呼吸数が29（回／分）から18に減少。溺れるような息苦しさから解放され、肺活量も1秒率（最初の1秒間で吐き出せる息の量の割合）も改善**。入浴や服の着脱もらくにできるようになり、階段や坂道も上れるようになりました。

また、**気管支ぜんそく**の佐藤幸三《さとうこうぞう》さん（仮名・87歳）の場合は、肺活性筋トレを行った結果、**セキや息苦しさが減り、呼吸数も酸素飽和度も改善**しました。

間質性肺炎で在宅酸素療法を行っていた三島忠男《みしまただお》さん（仮名・81歳）は、ほとんど外出できない状態でしたが、肺活性筋トレを行ったところ、**外出して長く歩けるほど体力が回復して、食欲が戻り顔色もとてもよくなりました。**

第5章

動悸の原因「心不全」「狭心症」「心筋梗塞」のリスクを下げ再発を防ぐ「東北大学式・心臓リハビリ」と頻脈や期外収縮などの不整脈が退く「脈正し呼吸」

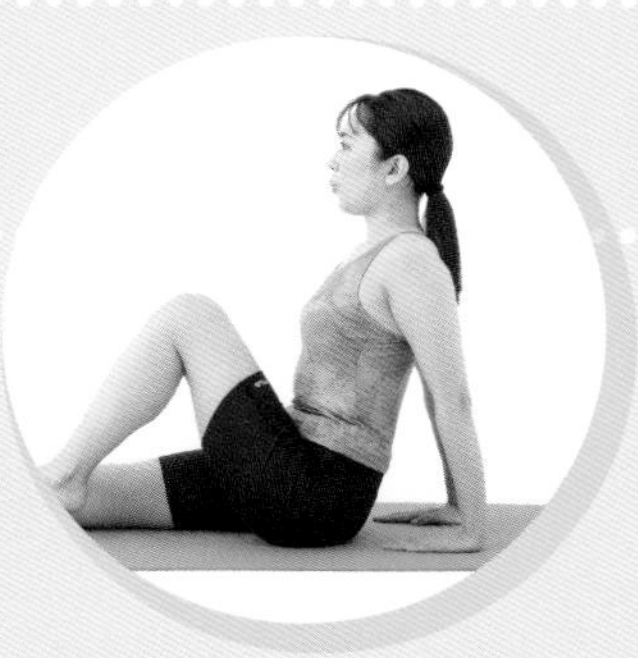

上月正博　東北大学名誉教授
山形県立保健医療大学理事長・学長

坂田隆夫　東邦大学医療センター大橋病院循環器内科元講師
アゴラ内科クリニック院長

心臓病に安静は禁物でじっとしているほど寿命は縮まり、改善には病院で行う「東北大学式・心臓リハビリ」が効果大

心臓病の治療の一環に運動療法を取り入れることは、今でこそ常識となっていますが、私が医師になったばかりの1980年代は全く異なっていました。当時の心臓病治療では「安静第一」といわれ、心臓病の患者さんは心臓を刺激しないように、そっとしておくというのが常識だったのです。しかしその後の研究で、**心臓病には早期から心臓リハビリテーション（以下、心臓リハビリ）などの運動療法が有効で、安静はむしろ寿命を縮め有害だという考えに転換したのです。**

私が教授として22年間勤務した東北大学では、早くから運動療法の重要性を認識して、東北大学病院には全国初の「内部障害リハビリ科」が設置されました。心臓リハビリはその中の一つで、私はリハビリの専門医として、心臓病や腎《じん》臓病の患者さんに指導をしてきました。**「東北大学式・心臓リハビリ」**は、そうした長年の研究と臨床に裏づけられた信頼性の高い運動療法なのです。（上月正博）

東北大学式・心臓リハビリは準備体操・筋トレ・有酸素運動の3部構成で1日1セットから始めても効果を実感

心臓リハビリは、心臓病によって低下した心臓の機能を改善して、病気の再発予防やＱＯＬ（生活の質）を高めるための運動療法です。その効果について、ある研究報告では、**心疾患《しっかん》による死亡率が36%、急性心筋梗塞《こうそく》の再発が47%も減少**することが示されています。これは薬物療法による治療に匹敵する効果であり、驚くべきことです。そう聞くと、さぞかし難しく大変な運動なのではないかと思うかもしれませんが、全くそんなことはありません。

東北大学式・心臓リハビリは、誰でも行えるシンプルな運動で、**①準備体操**、**②筋トレ**、**③有酸素運動**の３つの運動で構成されています。心不全の患者さんでも無理なく行えるように厳選された運動なので、体力に自信のない人でも安心して取り組めます。なお、運動を始めても問題がないか、主治医の了解を得てから行うようにしてください。

（上月正博）

心臓リハビリでは血圧上昇や不整脈などを防ぐために準備体操が必要で、筋トレの前にまずは5つの体操を行おう

東北大学式・心臓リハビリでは、まず準備体操を行います。ここでは、**①ばんざい**、**②かかとの上げ下ろし**、**③中腰スクワット**、**④片足上げ**の4種の体操を紹介しています。次に紹介する筋トレの前に行っておくと、血液の流れがよくなり、体温が上昇して、心臓や肺への負担が軽減されます。準備運動ではありますが、この運動だけでも筋トレとしての効果が期待できるので、体力的に筋トレがつらいと思うときには、この準備体操を行っておくだけでもいいでしょう。

運動を行うさいには、呼吸に注意を払うようにしましょう。準備運動も筋トレも、**息を吐くときには「ツー」といいながら口から細く空気を出すようにしてください**。これは、一気に息を吐き出すことで息を止める瞬間が生じないようにするため。息を止めると血圧が上昇して心臓に負担がかかるので要注意です。また、基本的に、筋肉に力を入れるときに息を吐くようにしましょう。（上月正博）

準備体操① ばんざい

❶ 足を肩幅に開いて立ち、鼻からゆっくり息を吸う。「ツー」といいながら口から息を吐き、５秒かけて両腕を「ばんざい」するように上げる。上げきったら息を吸う。

❷「ツー」といいながら口から息を吐き、５秒かけて両腕をもとの位置に下ろす。

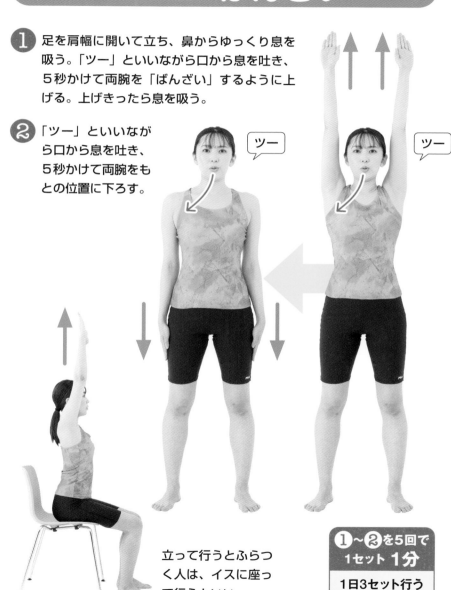

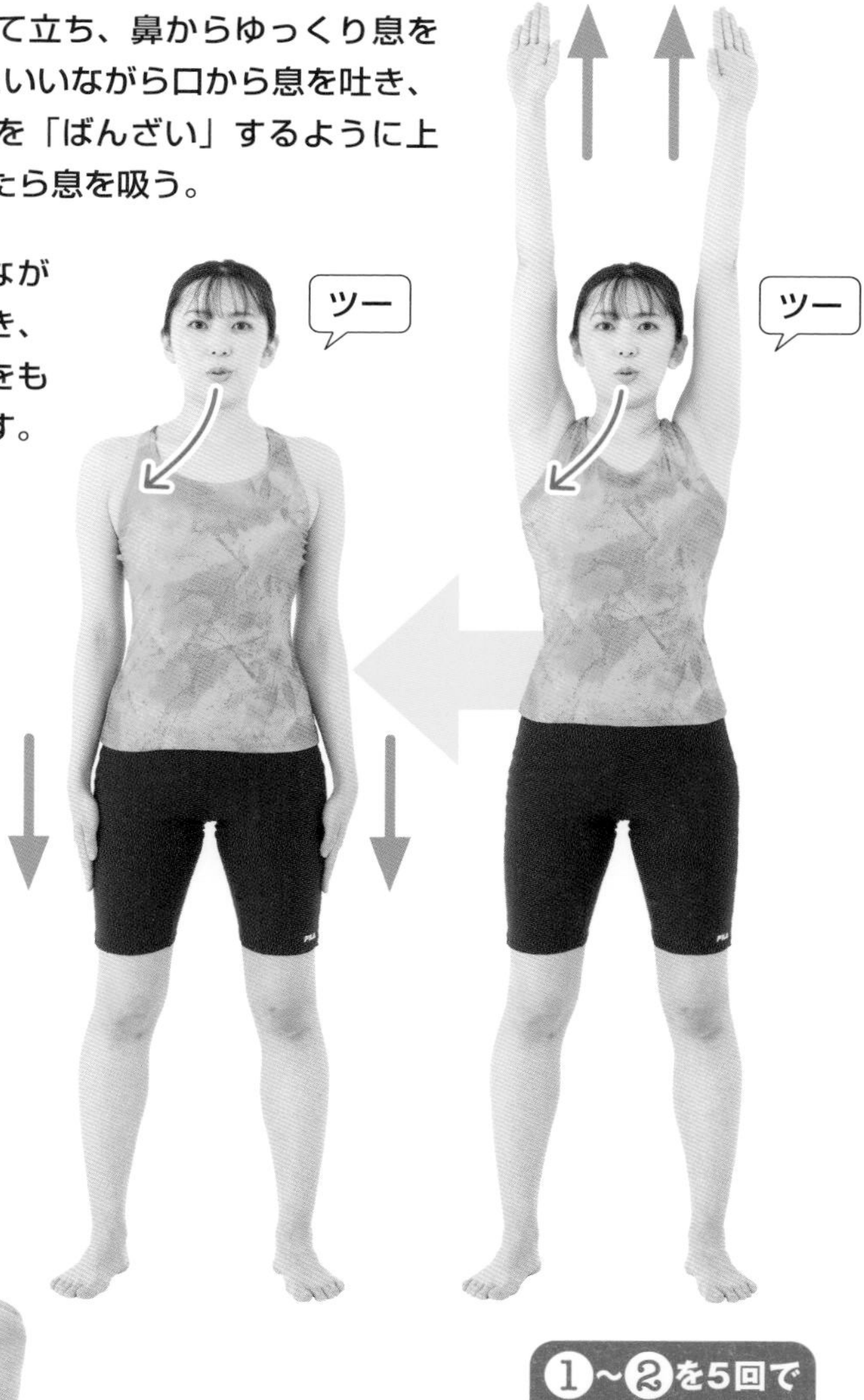

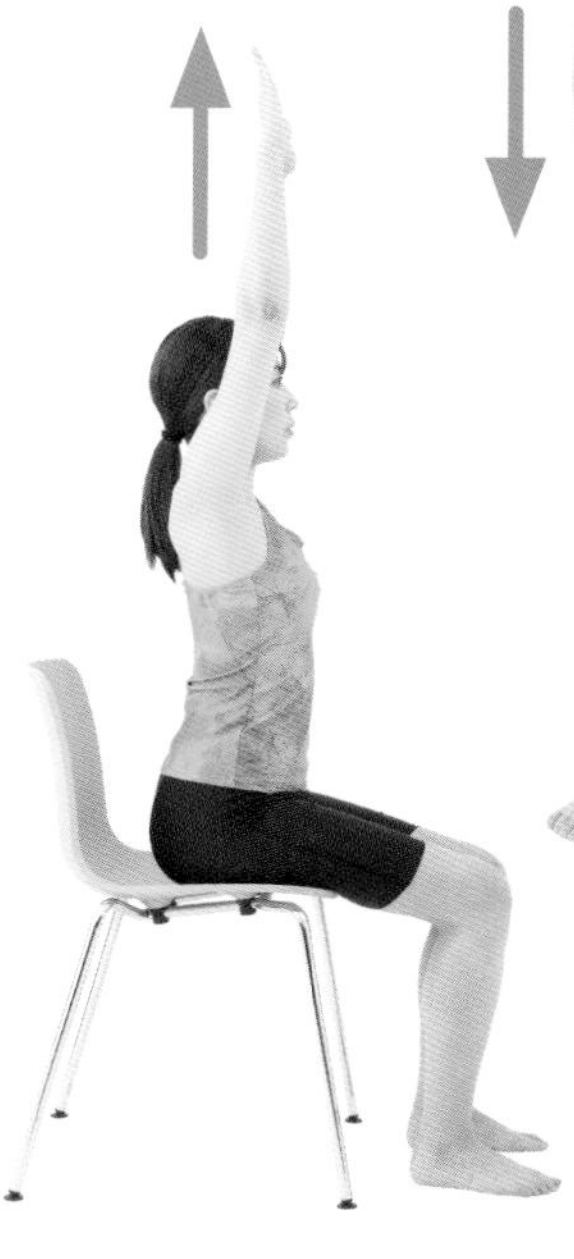

立って行うとふらつく人は、イスに座って行うといい。

❶～❷を5回で1セット 1分

1日3セット行う

準備体操② かかとの上げ下ろし

1. 両手を腰に当て、足を肩幅に開いて立ち、鼻からゆっくり息を吸う。
2. 「ツー」といいながら口から息を吐き、５秒かけてかかとを上げる。上げきったら息を吸う。
3. 「ツー」といいながら口から息を吐き、５秒かけてかかとをもとの位置に戻す。

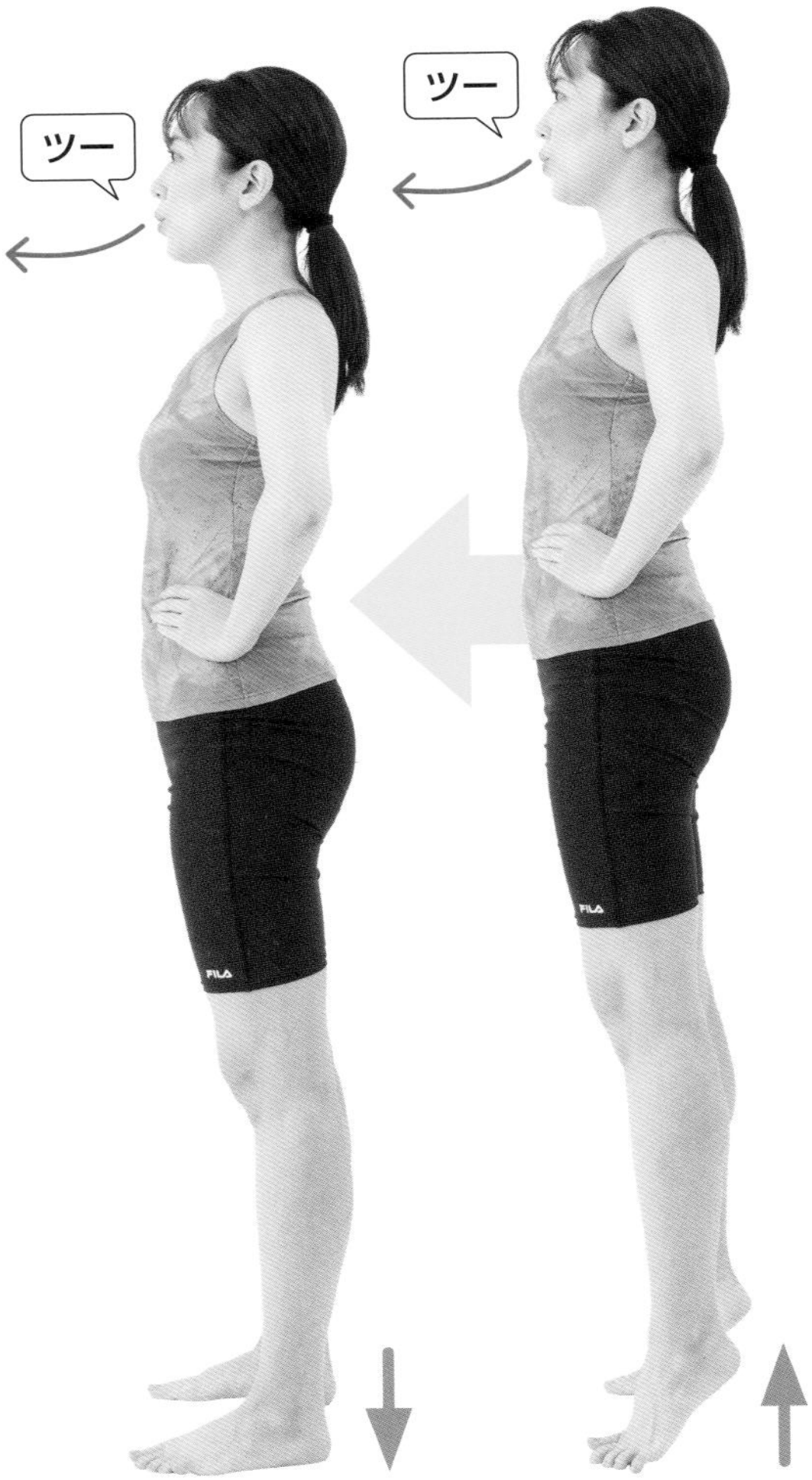

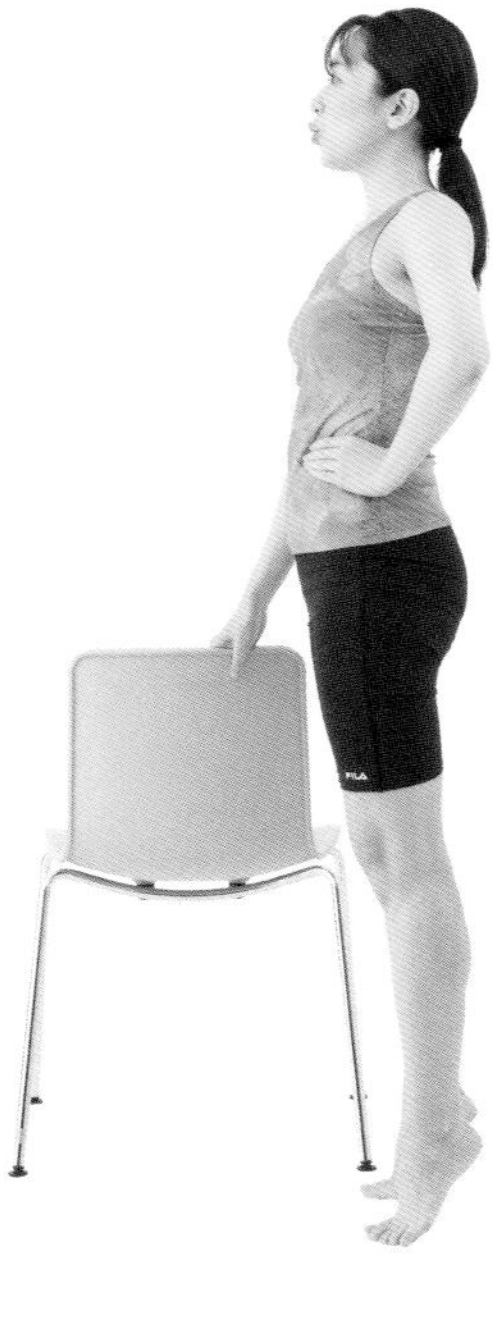

立って行うとふらつく人は、イスの背につかまって行うといい。

②～③を5回で
1セット 1分
1日3セット行う

準備体操③ 中腰スクワット

❶ 両手を腰に当て、足を肩幅に開いて立ち、鼻からゆっくり息を吸う。

❷「ツー」といいながら口から息を吐き、5秒かけて中腰まで腰を落とす。

❸ 鼻から息を吸いながら、5秒かけて❶の姿勢に戻る。

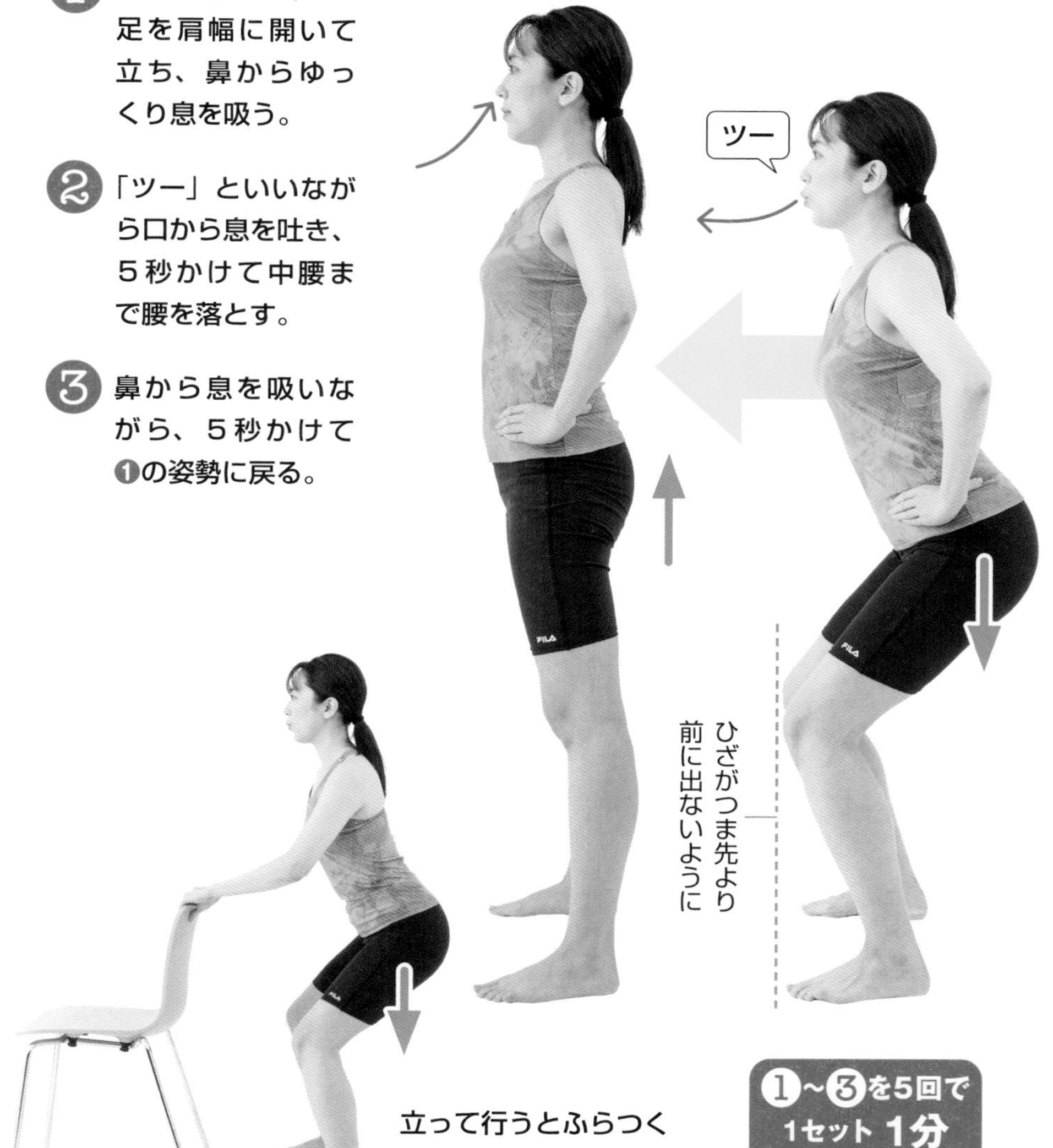

立って行うとふらつく人は、イスの背につかまって行うといい。

❶〜❸を5回で1セット 1分
1日3セット行う

準備体操④ 片足上げ

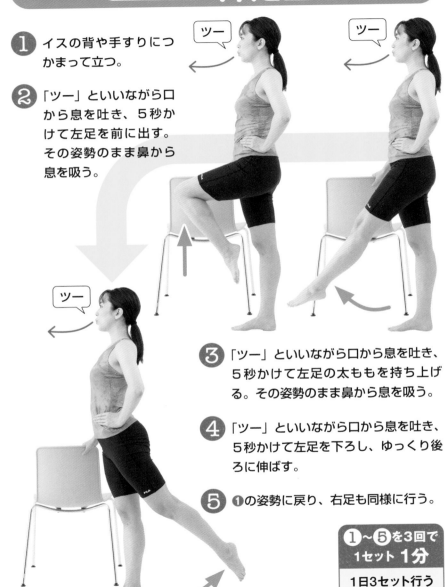

❶ イスの背や手すりにつかまって立つ。

❷ 「ツー」といいながら口から息を吐き、５秒かけて左足を前に出す。その姿勢のまま鼻から息を吸う。

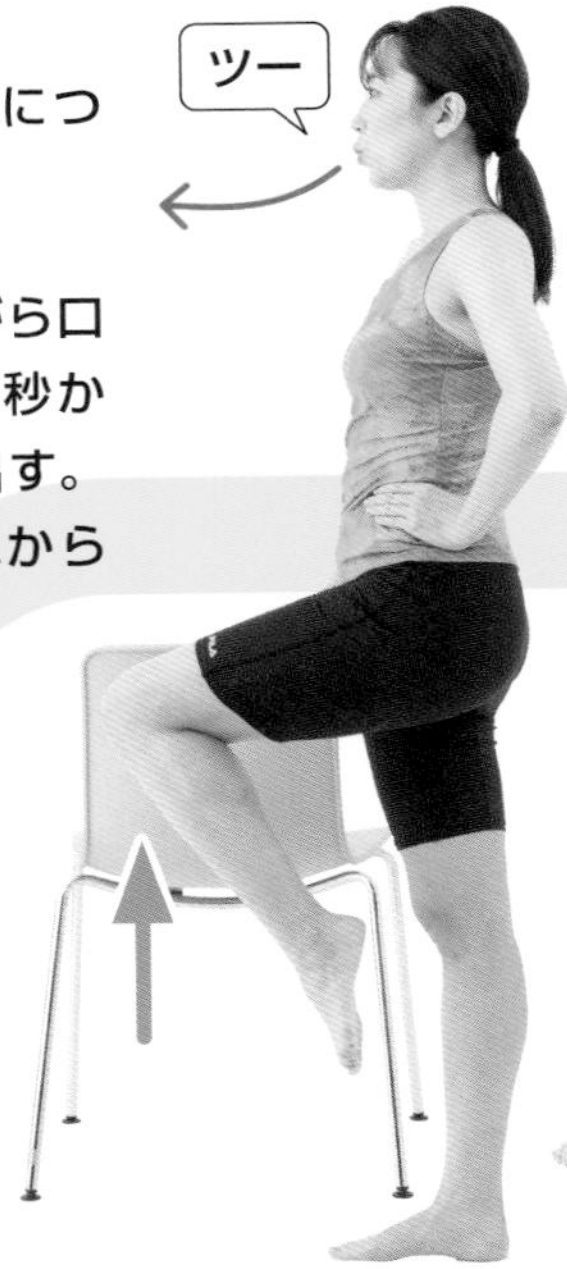

❸ 「ツー」といいながら口から息を吐き、５秒かけて左足の太ももを持ち上げる。その姿勢のまま鼻から息を吸う。

❹ 「ツー」といいながら口から息を吐き、５秒かけて左足を下ろし、ゆっくり後ろに伸ばす。

❺ ❶の姿勢に戻り、右足も同様に行う。

❶～❺を3回で1セット 1分

1日3セット行う

心臓リハビリの筋トレは5種の運動から2〜3種を選んで行えばよく、無理せず継続することが何より大切

準備体操が終わったら、次に筋トレを行います。ここでは、**東北大学式・心臓リハビリの筋トレ**として、**①壁押し**、**②片足立ち**、**③ひざ胸突き**、**④お尻《しり》上げ**、**⑤スクワット**の5つの運動を紹介していますが、これらすべてを毎日行う必要はありません。**この中から2〜3種を選んで行う**ようにしましょう。「昨日は足の筋トレをしっかりやったので、今日はおなかを集中的に鍛えよう」といった具合に、毎日違う部位をトレーニングするように心がけるといいでしょう。

運動強度は、「らく〜ややきつい」と感じる範囲で行います。ついがんばりすぎてしまう人が多いのですが、運動はきついほどいいというわけではありません。また、**心拍数は「安静時心拍数+20〜30」まで**にとどめましょう。

なお、**息を吐くときには「ツー」といいながら口から細く空気を出すようにして、動作中に息を止めないように注意**してください。

（上月正博）

心臓リハビリ・筋トレ① 壁押し

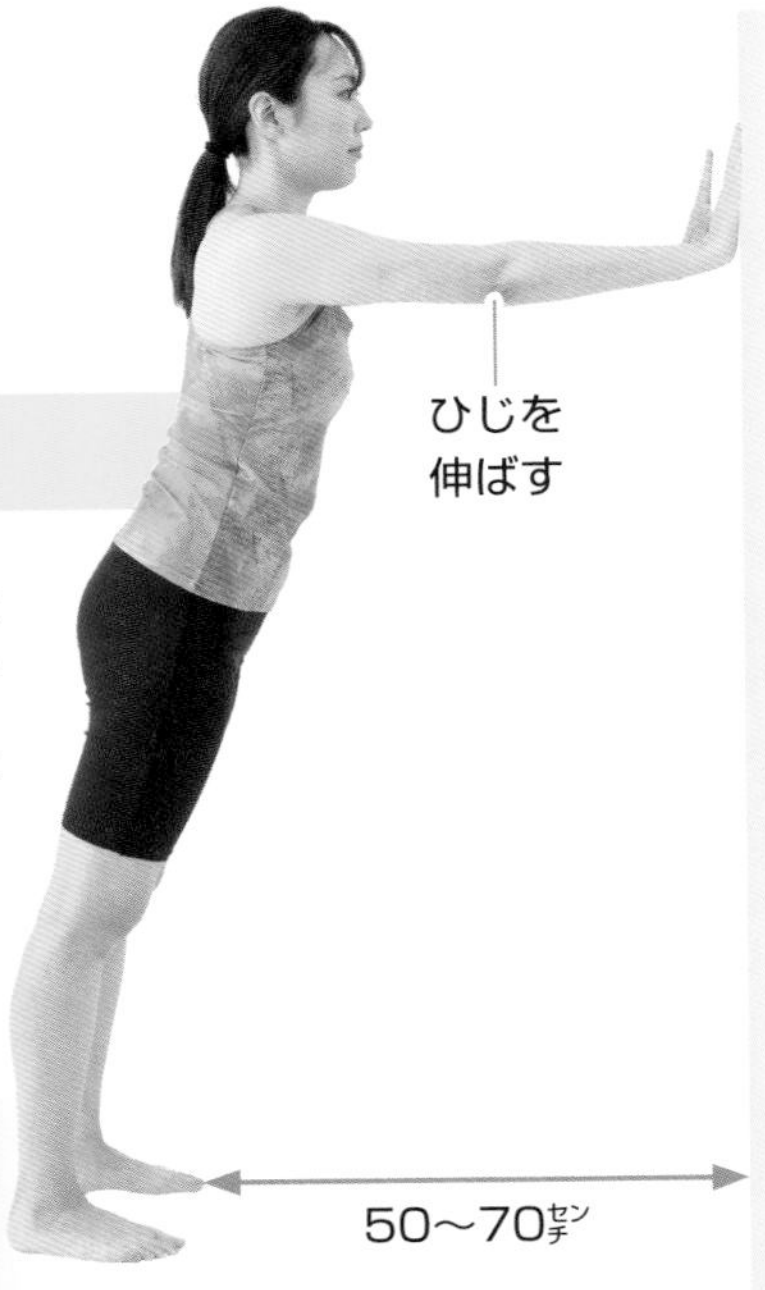

壁
ひじを
伸ばす
50～70センチ

❶ 壁に向かい、腕の長さより少し離れた位置に立ち、足を肩幅に開く。

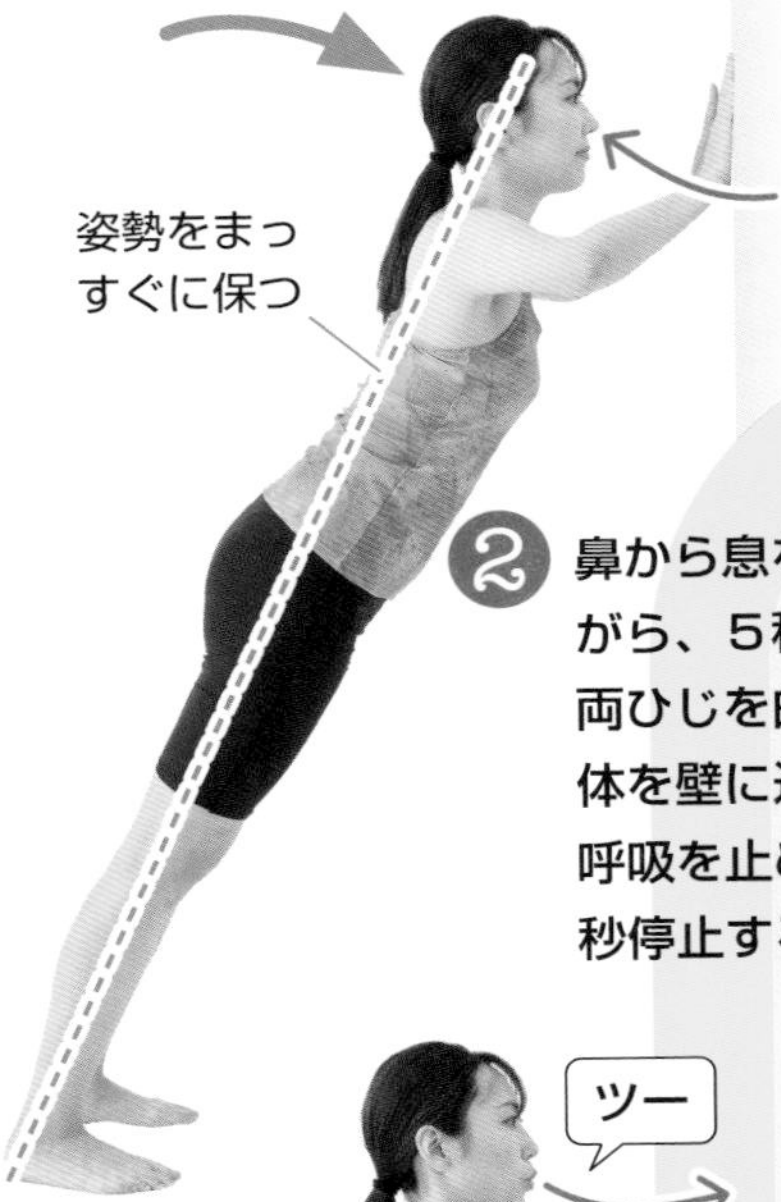

姿勢をまっ
すぐに保つ

❷ 鼻から息を吸いながら、5秒かけて両ひじを曲げて上体を壁に近づけ、呼吸を止めずに1秒停止する。

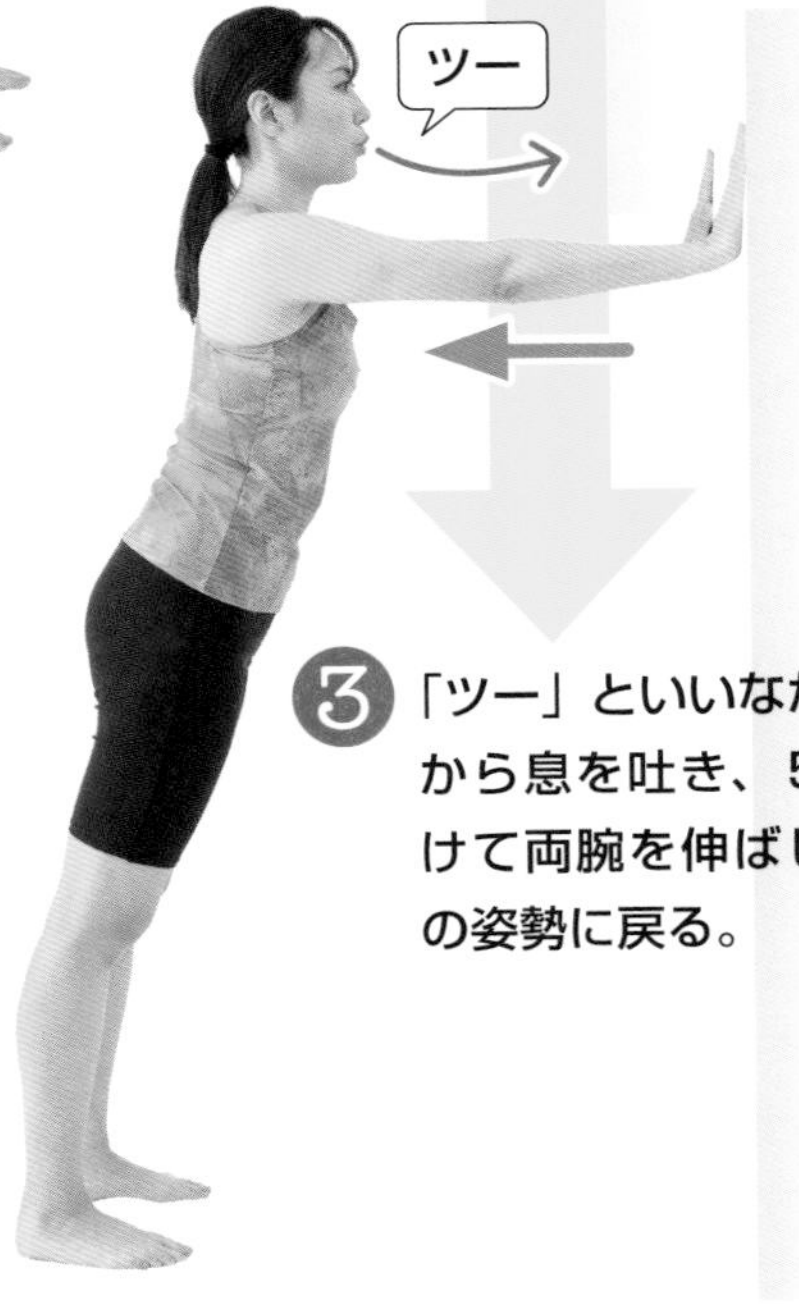

❸ 「ツー」といいながら口から息を吐き、5秒かけて両腕を伸ばし、❶の姿勢に戻る。

❷～❸を5回で1セット 1分

1日3セット行う

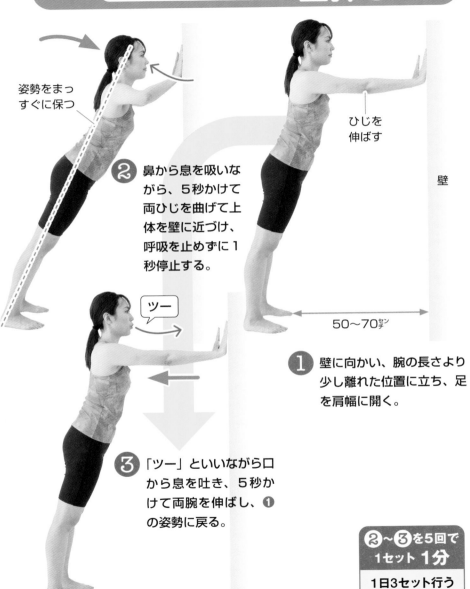

心臓リハビリ・筋トレ② 片足立ち

1 イスの背や手すりにつかまって立つ。

2 左足の太ももを持ち上げて片足立ちになり、その姿勢を1分間キープする。呼吸は自然に行う。

3 左足を下ろし、右足も同様に行う。

**2～3で
1セット 2分**

1日3セット行う

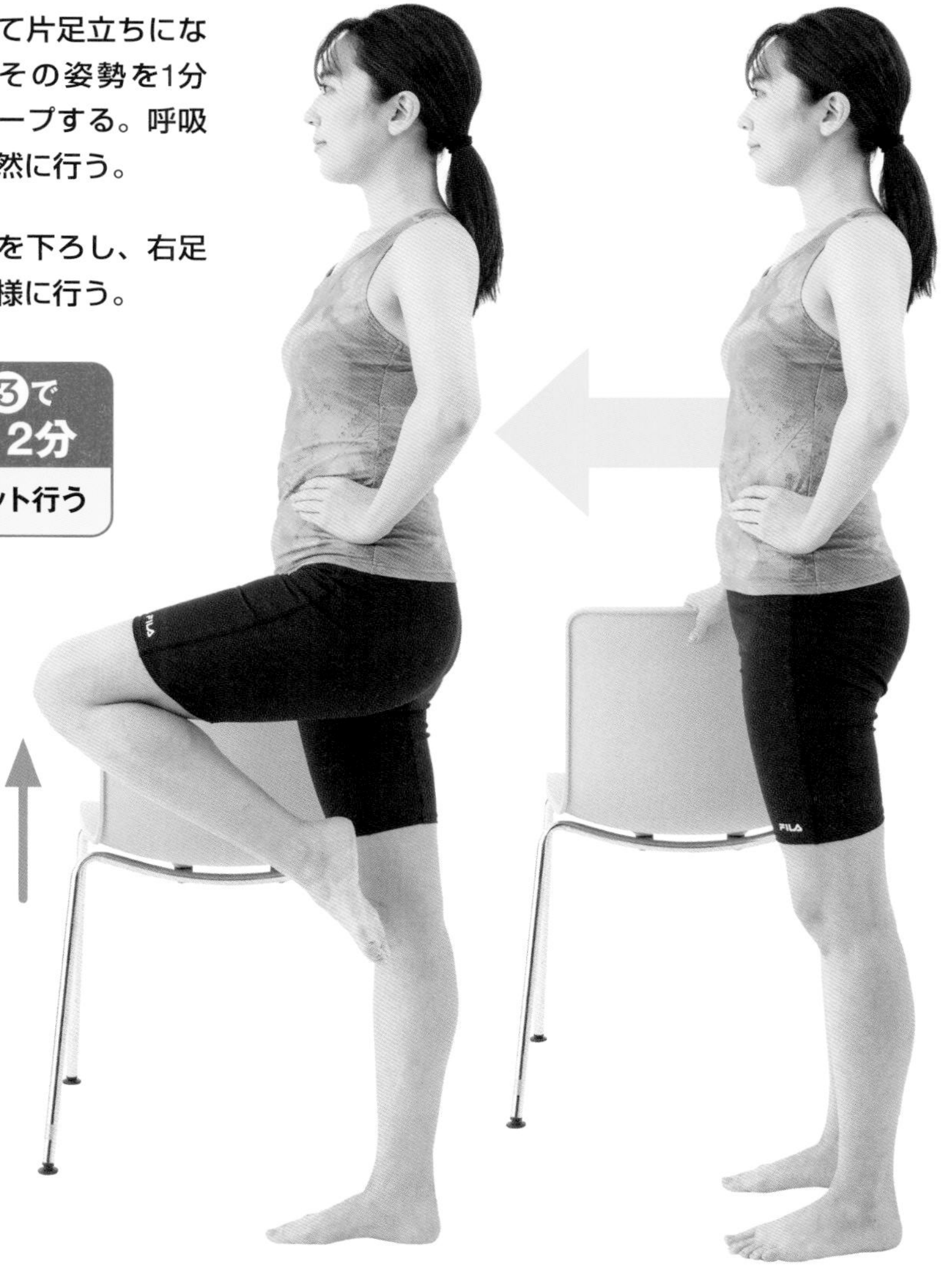

心臓リハビリ・筋トレ③ ひざ胸突き

❶～❺を3回で1セット 1分

1日3セット行う

❶ 両足を伸ばして床に座り、両腕を支えにして体をやや後方に倒す。

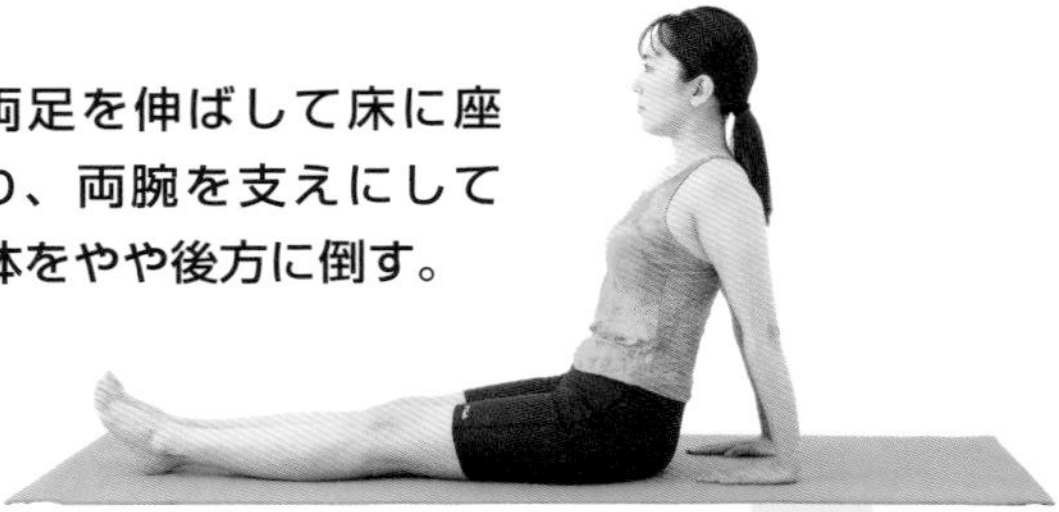

❷ 左足を、ひざを曲げずに持ち上げて、足先を浮かせる。

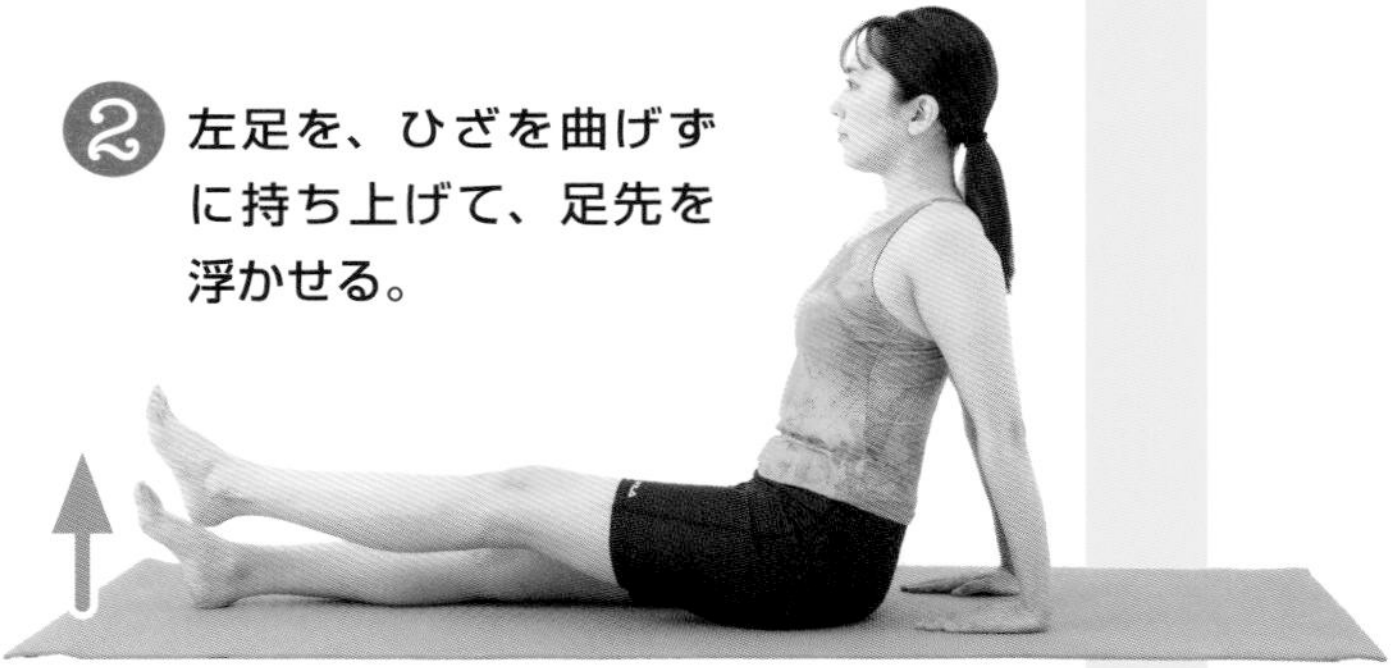

❸「ツー」といいながら口から息を吐き、浮かせた左足をゆっくり胸に引き寄せて１秒停止する。

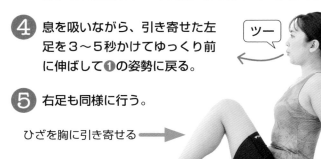

❹ 息を吸いながら、引き寄せた左足を３～５秒かけてゆっくり前に伸ばして❶の姿勢に戻る。

❺ 右足も同様に行う。

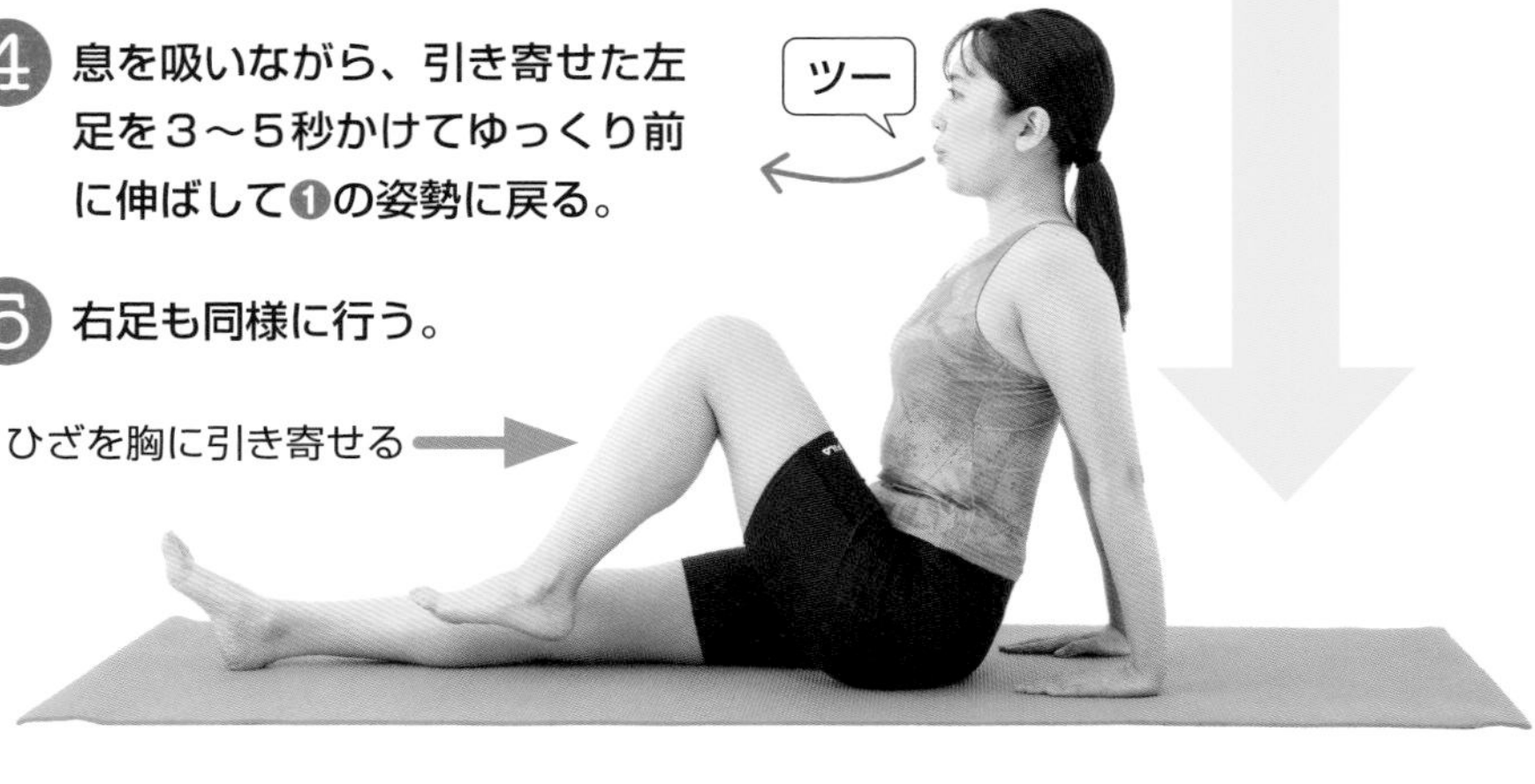

心臓リハビリ・筋トレ④ お尻上げ

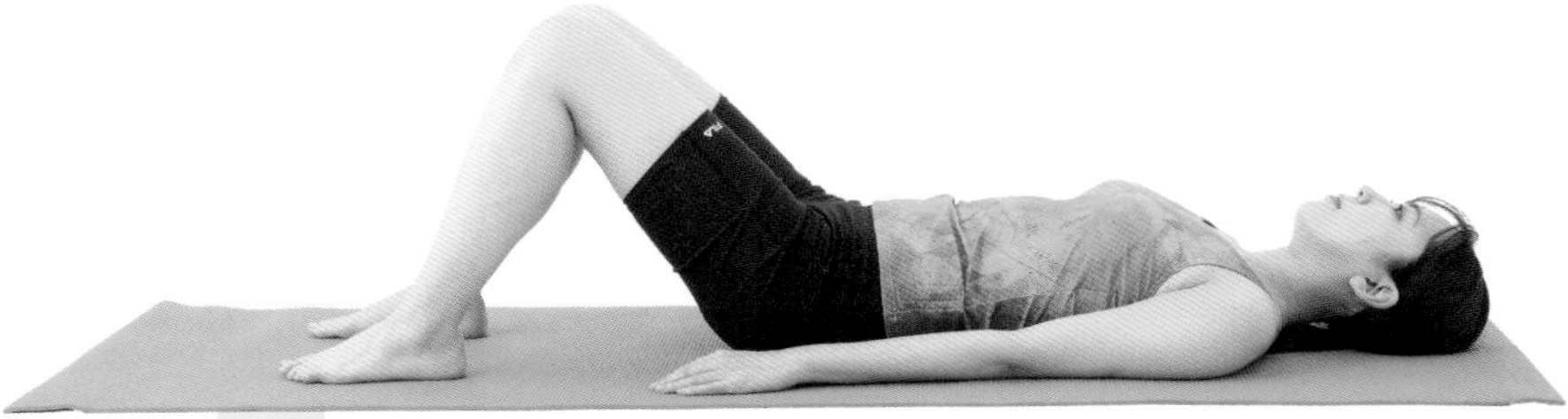

❶ あおむけに寝て、両足を肩幅に開いて両ひざを立てる。
両手は体のわきに置く。

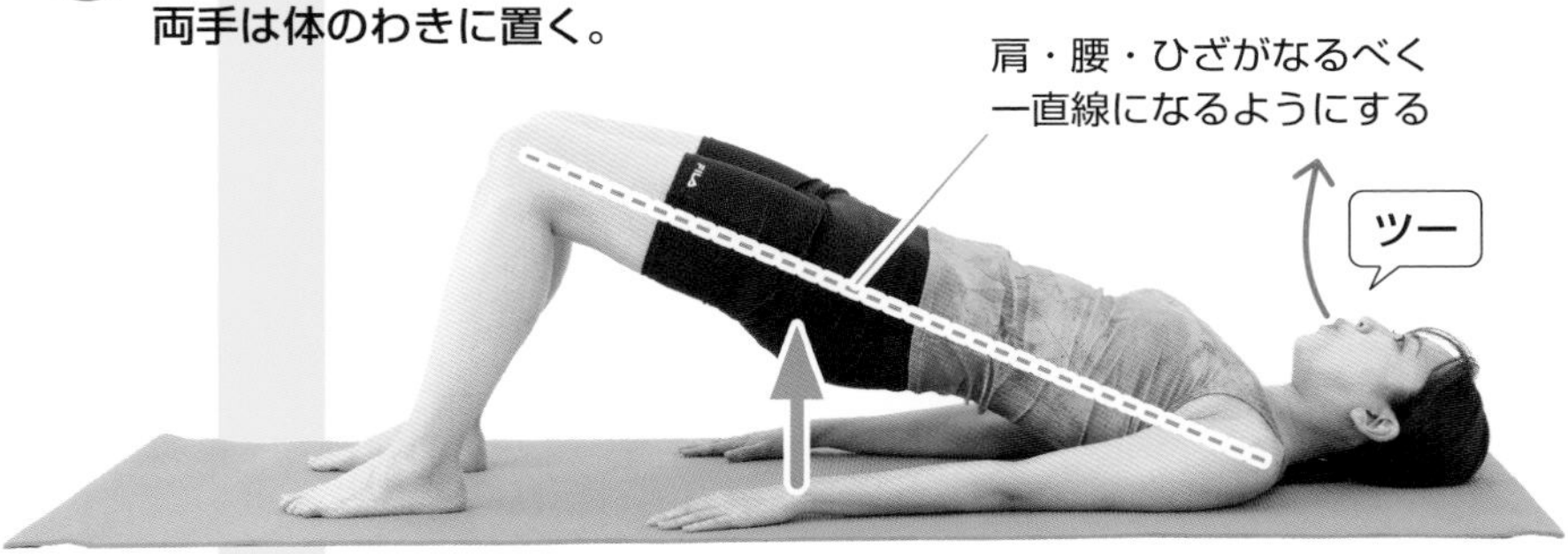
肩・腰・ひざがなるべく
一直線になるようにする
ツー

❷ 「ツー」といいながら口から息を吐き、５秒かけてゆっくりとお尻を持ち上げて、その姿勢を10秒間キープする。

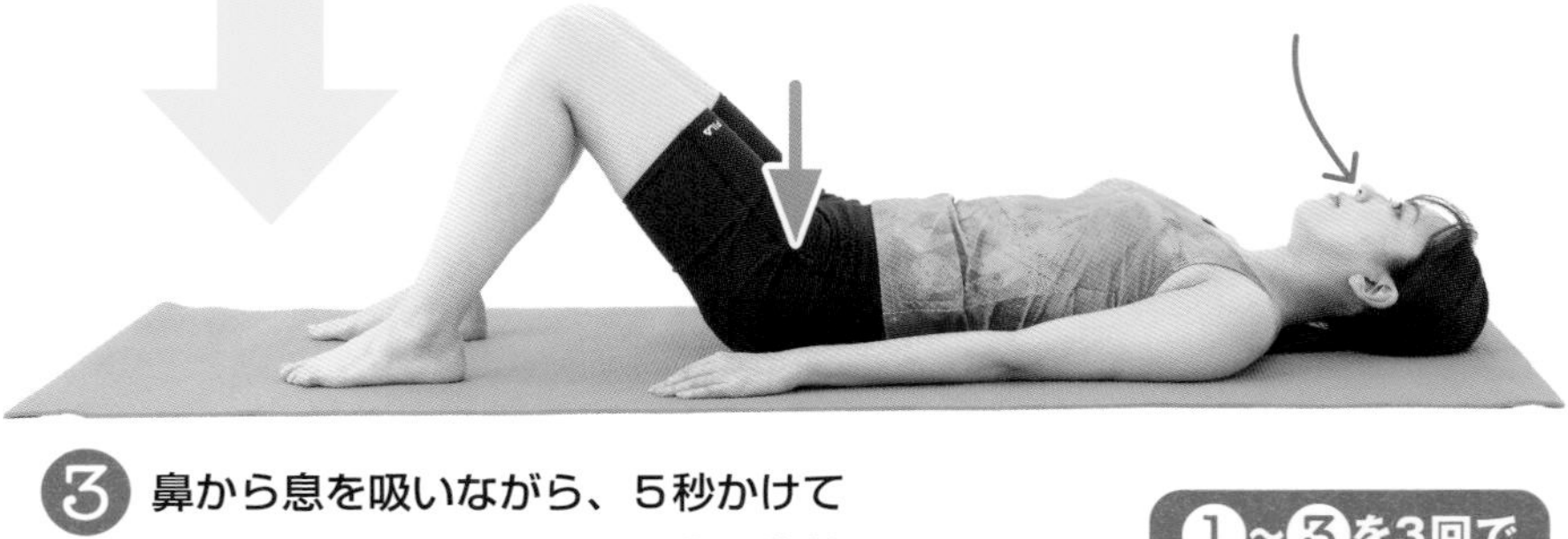

❸ 鼻から息を吸いながら、５秒かけて
ゆっくりとお尻を下ろし、❶の姿勢に戻る。

❶～❸を3回で 1セット 1分
1日3セット行う

心臓リハビリ・筋トレ⑤ スクワット

❶ 肩幅より少し広めに足を開き、両手を腰に当て、背すじを伸ばして立つ。

❷ 「ツー」といいながら口から息を吐き、5秒かけてゆっくりとひざを曲げて、腰を深く落とす。

❸ 鼻から息を吸いながら、5秒かけてゆっくりとひざを伸ばして立ち上がり、❶の姿勢に戻る。

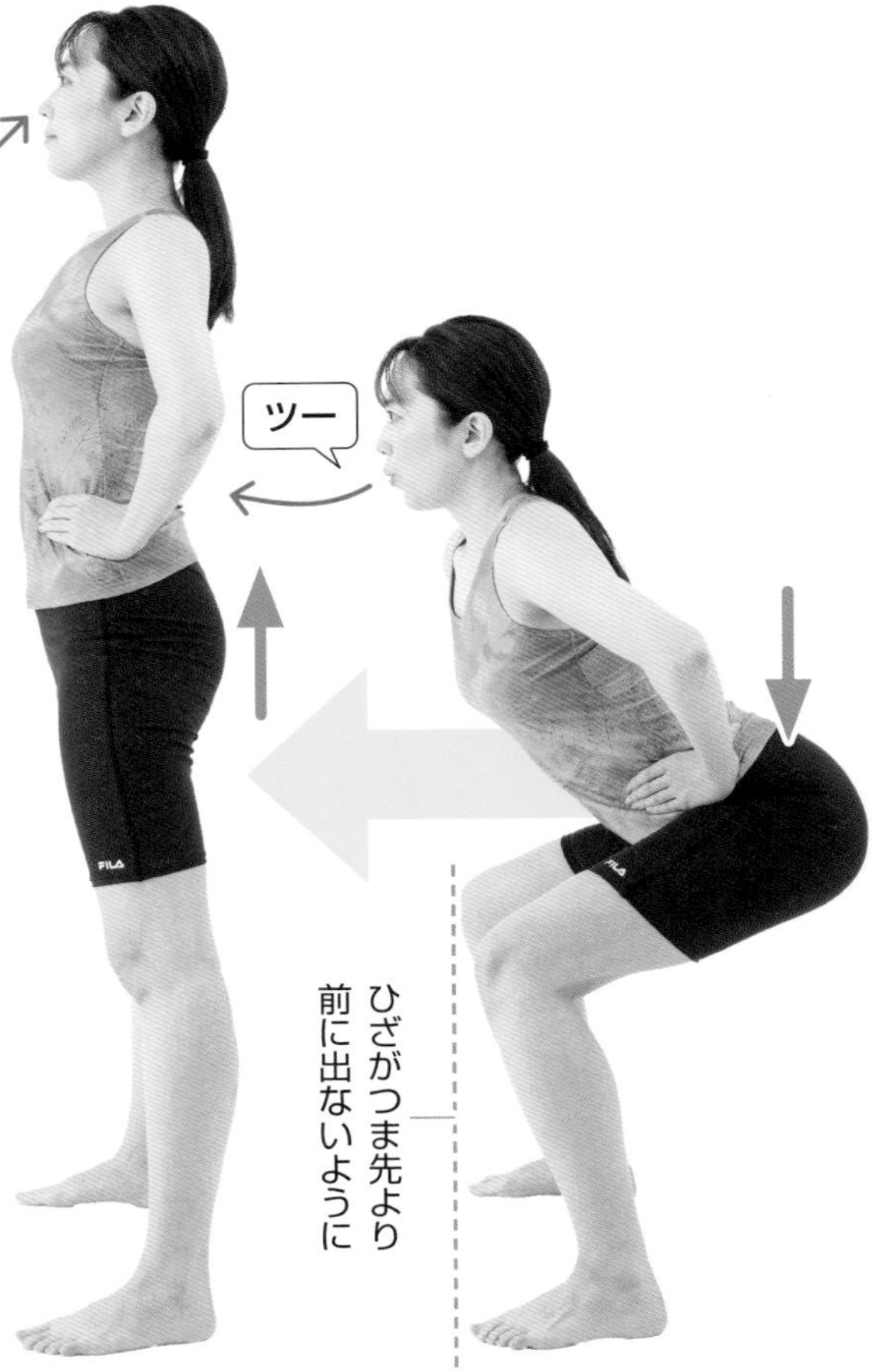

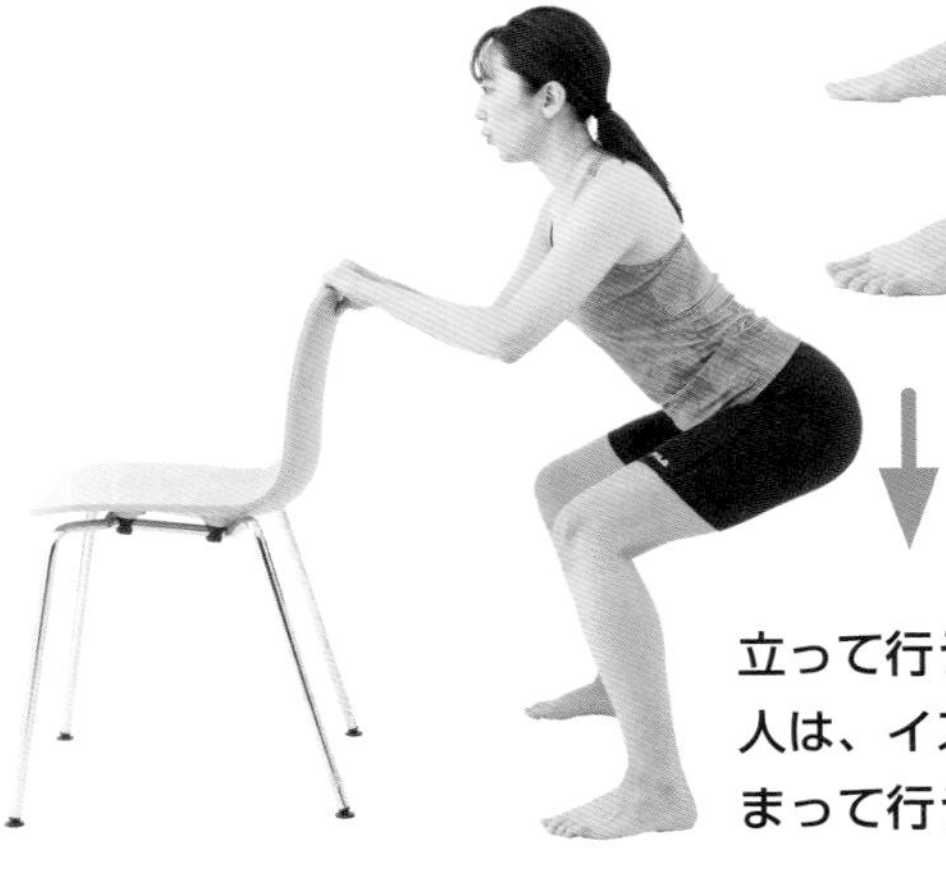

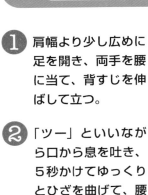

立って行うとふらつく人は、イスの背につかまって行うといい。

❶〜❸を5回で
1セット 1分
1日3セット行う

心臓の負担を減らすには体の末梢の血流をよくする有酸素運動も重要で、一番のおすすめは「大またウォーキング」

運動には大きく**「無酸素運動」**と**「有酸素運動」**があります。無酸素運動は酸素を使わずに短時間で行われる運動で、筋肉を増やすことには優れていますが、血圧が上がり心臓に負担がかかります。一方、有酸素運動は酸素を使って行われる運動で、長時間継続して行うことができます。**心臓に負担をかけずに体じゅうの血流を改善し、呼吸時の酸素摂取量を増やすには有酸素運動が適しています。**

東北大学式・心臓リハビリで行う有酸素運動としておすすめなのが、**「大またウォーキング」**です。

大またウォーキングは、**ふつうのウォーキングより歩幅を少し広めにして歩くウォーキング**です。大またで歩くことで足腰の筋肉が活発に収縮・弛緩《しかん》をくり返し、ポンプのように全身に血液を送り出すので、末梢《まっしょう》の血流までよくなります。継続して行えば、心肺機能の改善も期待できます。

有酸素運動 大またウォーキング

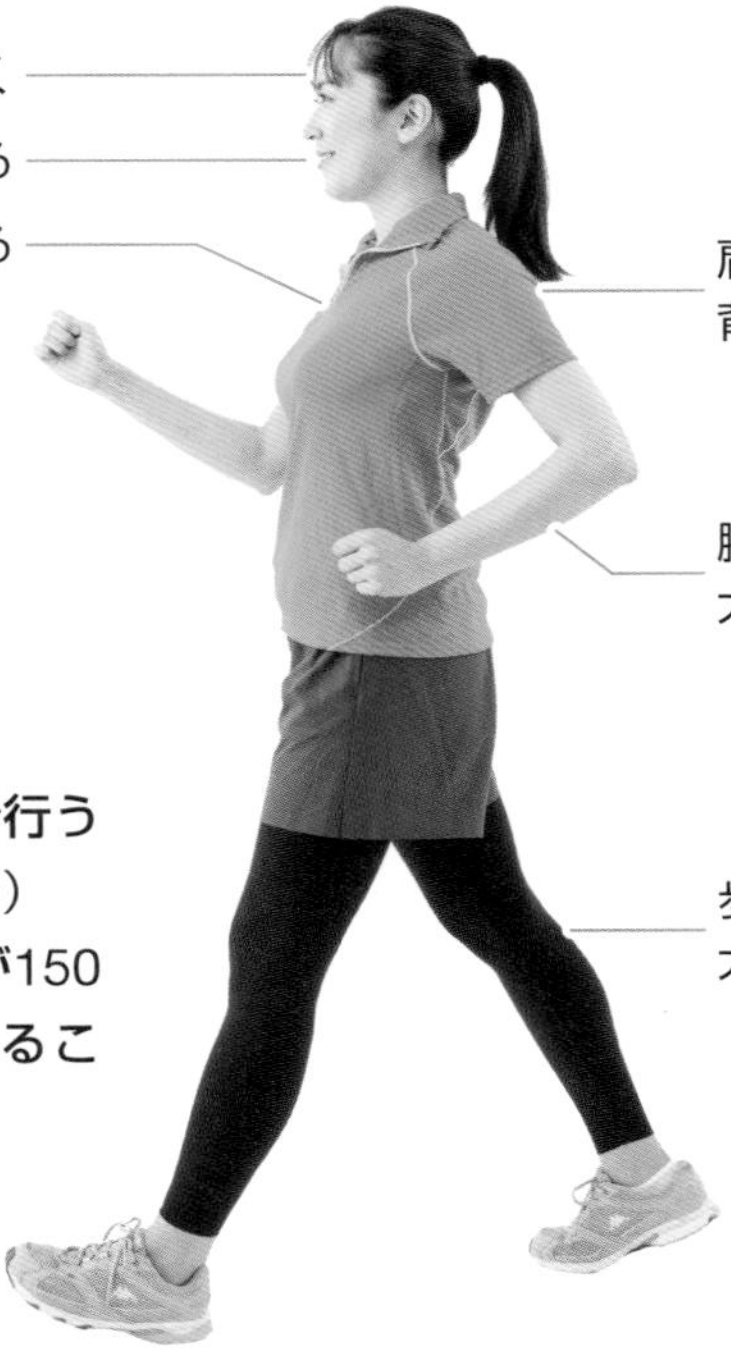

あごを引いて正面を向く
こまめに水分補給をする
胸を張る
肩の力を抜いて
背すじを伸ばす
腕を前後に
大きく振る
歩幅はできるだけ広く
大またで歩く

●目標

- 1日に合計30～60分行う（数回に分けてもいい）
- 1週間の合計時間が150～180分くらいになることをめざす

歩くスピードは、会話ができる程度のらくなペースでかまいません。目安としては、**心拍数が「安静時心拍数＋20～30」くらいのペース**にするといいでしょう。

1回に30～60分行うのが理想ですが、もし、一度にたくさん歩けないようなら、1回5～10分程度のウォーキングに区切って、1日の間に何回も行うようにするといいでしょう。毎日必ず行う必要もありません。**1週間の合計時間が150～180分くらい**になることをめざしてがんばりましょう。（上月正博）

症例報告

東北大学式・心臓リハビリを行ったら狭心症や心筋梗塞の再発が予防できた、心房細動が起こらなくなったなど喜びの声多数

山寺輝夫《やまでらてるお》さん（仮名・79歳）は、60代のころから階段や坂道を上ると**息切れや動悸《どうき》**を感じるようになりました。気になって病院を受診したところ、**狭心症**と診断されたそうです。冠動脈にステントを留置する手術を受けて一時的に回復しましたが、再び悪化したため冠動脈のバイパス手術を受けました。これ以上悪化するのを恐れた山寺さんは、**熱心に心臓リハビリに取り組みました。すると、それ以降は狭心症や心筋梗塞《こうそく》の発作は起こらず**、趣味の登山も楽しめるほど回復しました。

岩下誠《いわしたまこと》さん（仮名・86歳）は、70代のころに**心房細動**と診断されました。心房細動は放置していると脳梗塞《こうそく》などの怖い病気を引き起こす恐れがあると聞いた岩下さんは、内服薬と減塩を中心とした食事療法を行うとともに、スクワットやお尻《しり》上げなどの**心臓リハビリ**にも積極的に取り組みました。すると、**心房細動などの不整脈は起こらなくなり**、現在でも元気に過ごしています。

動悸や期外収縮などの不整脈は自律神経の乱れで起こり、自力解消法は呼吸で横隔膜を動かす「脈正し呼吸」

循環器内科医で不整脈を専門にしている私は、これまでに不整脈に悩むたくさんの患者さんを診てきました。そこで気づいたのは、**不整脈のある人の多くは、ストレスなどで自律神経のバランスが乱れている**ということです。

自律神経には、活動的なときに優位になる「交感神経」と、休憩しているときに優位になる「副交感神経」があります。これら2つの神経がバランスを取りながら、内臓や血管、内分泌《ないぶんぴつ》系の働きを調節しているのです。

ところが、**強いストレス**に襲われると、交感神経ばかりが高ぶって自律神経のバランスが乱れ、心身が緊張状態に陥ります。すると、血圧や脈拍が上昇して、**動悸《どうき》（頻脈）**や**脈飛び（期外収縮）**といった**不整脈**が起こるのです。不整脈（心室頻拍）と自律神経の乱れを調べたグラフ（左ページ参照）を見ると、自律神経のバランスが崩れた直後に不整脈が起こっているのがわかります。このように、不整脈は自律神経と深い関係があります。そこで私が考えたのが、**自律神経のバランスを整えて不整脈を防ぐ方法「脈正し呼吸」**です。

実は、自律神経の乱れは意識的に正すことができます。そのやり方は、深く長い呼吸をくり返して、**横隔膜という呼吸筋をリズミカルに動かす**というものです。

横隔膜の周囲には、副交感神経がたくさん通っています。そのため、深く長い呼吸で横隔膜を動かすと、副交感神経が活性化して不整脈が治まるのです。このとき、吸った息をなるべく長い時間をかけて出すことがポイントです。「ンー」とハミングしながら鼻からゆっくり息を吐きましょう。鼻から息を出すのがつらい人は、口をすぼめて細く長く吐くようにします。寝て行うのが基本ですが、外出先なら立ったままよりもイスに座って姿勢をよくして行うといいでしょう。

（坂田隆夫）

自律神経の乱れと不整脈

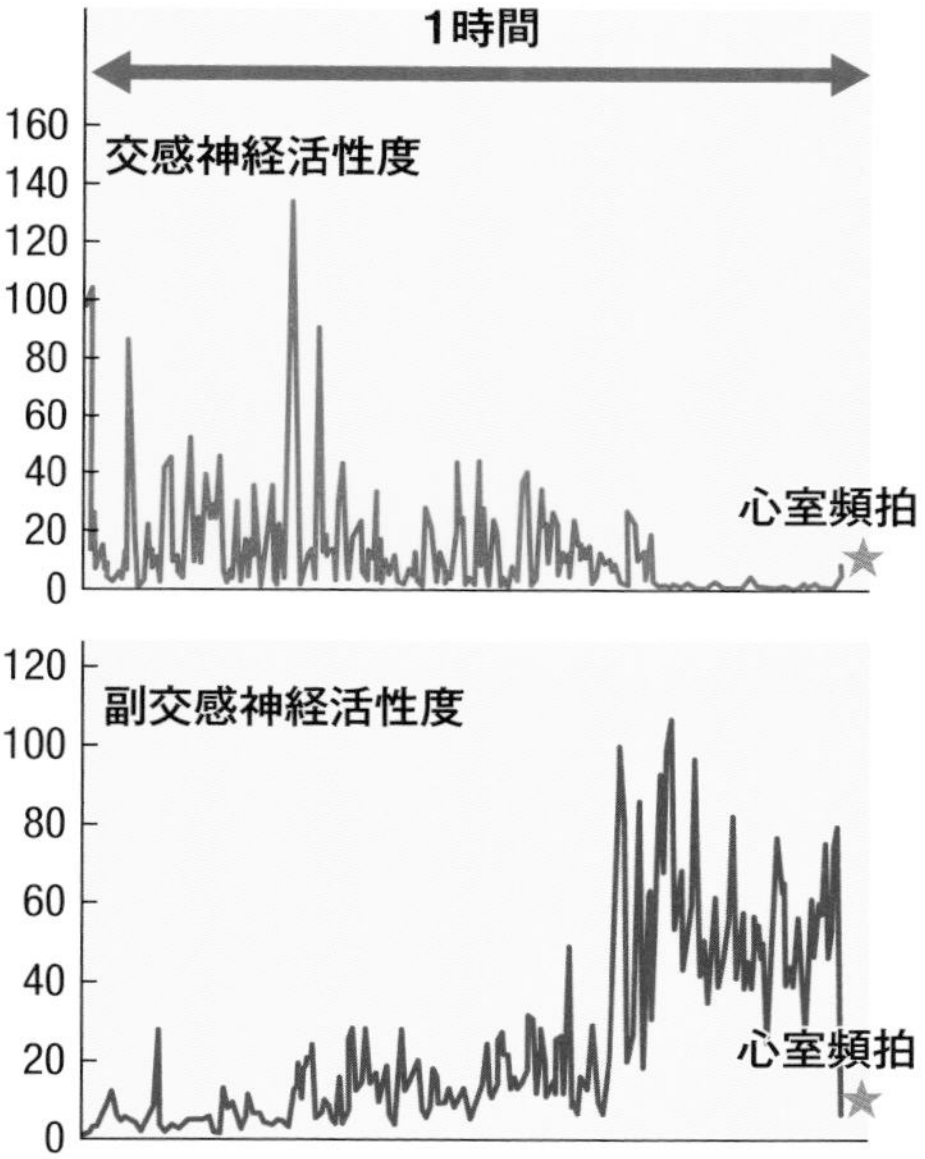

交感神経や副交感神経の活性が急低下したり急上昇した後に不整脈の発作が起こっているのがわかる。

脈正し呼吸

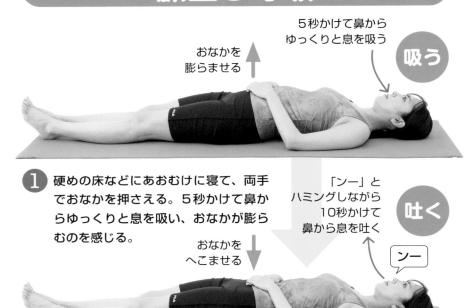

❶ 硬めの床などにあおむけに寝て、両手でおなかを押さえる。5秒かけて鼻からゆっくりと息を吸い、おなかが膨らむのを感じる。

❷ 「ンー」とハミングしながら、10秒かけて鼻からゆっくりと息を吐く。このとき、おなかに当てた手でおなかがへこんでいくのを感じながら、最後は意識的におなかを軽くへこます。

❸ ❶～❷をくり返す。目安は10分間。

イスに座った状態で行ってもいい。

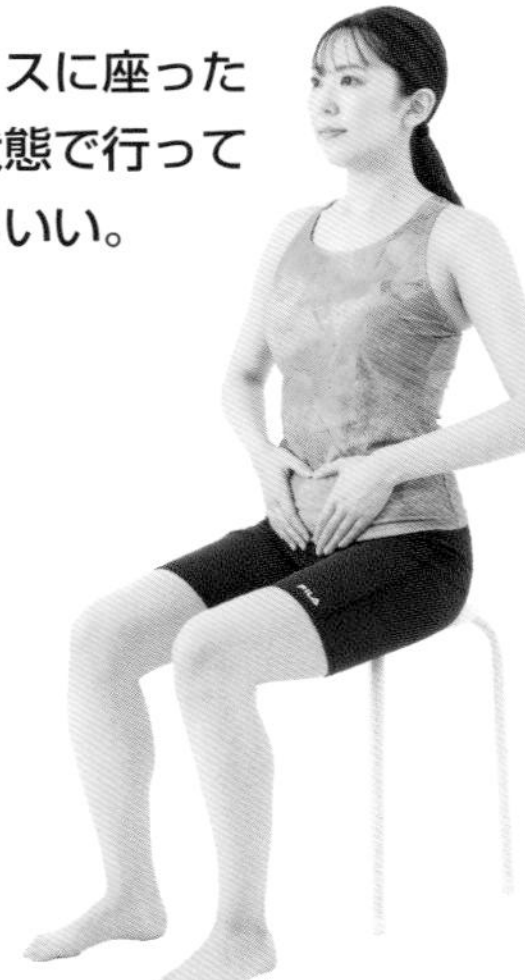

ポイント
- 毎日寝る前に行うといい。
- 鼻から息を吐くのがつらいときは、口をすぼめて息を吐く「口すぼめ呼吸」で息を吐くといい。

第6章

息切れ・動悸を徹底防止！
日常の生活動作がらくになる！
肺と心臓をいたわる
「24時間呼吸らくらく生活術」

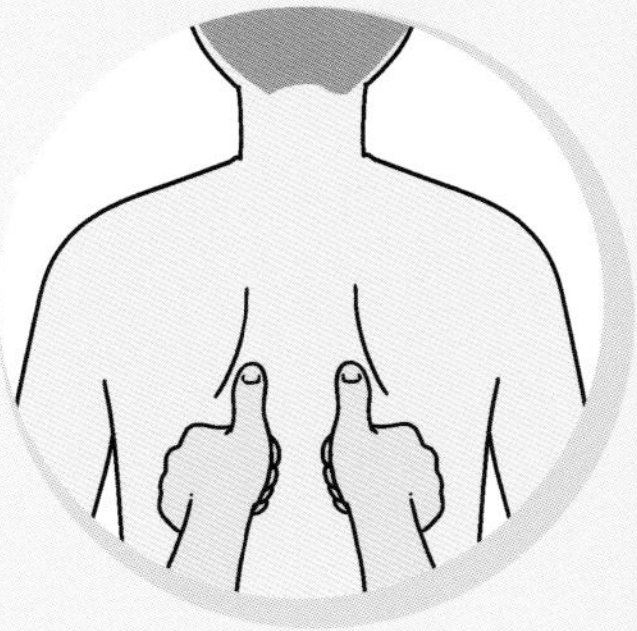

上月正博 東北大学名誉教授
山形県立保健医療大学理事長・学長

奥仲哲弥 国際医療福祉大学医学部呼吸器外科教授
山王病院呼吸器センター長

坂田隆夫 東邦大学医療センター大橋病院循環器内科元講師
アゴラ内科クリニック院長

杉 薫 東邦大学医学部名誉教授
小田原循環器病院病院長

不整脈や心筋梗塞は副交感神経から交感神経に切り替わる起床時に起こりやすく「発作を防ぐ朝ルーティン」で回避

心筋梗塞《こうそく》の発作は、早朝から午前中に起こりやすいことが知られています。狭心症の場合はタイプによって異なり、**労作性狭心症**というタイプでは階段や坂道を上がったり重い荷物を持ったりするなどの動作時に起こりやすいのですが、**冠れん縮性狭心症（安静時狭心症）**というタイプは、夜間から早朝の安静時に発作がよく起こります。

心臓の発作が早朝に多いのは、自律神経の働きと関係があります。自律神経には交感神経と副交感神経の2種類があり、活発に活動するときには交感神経、安静時には副交感神経といった具合に切り替わることで私たちの体をコントロールしていますが、両者が切り替わるときに自律神経が不安定になります。特に朝の起床時の切り替わりは**「自律神経の嵐」**と呼ばれるほど不安定になる時間帯で、心筋梗塞や狭心症、不整脈などが起こりやすくなります。

発作を防ぐ朝ルーティン

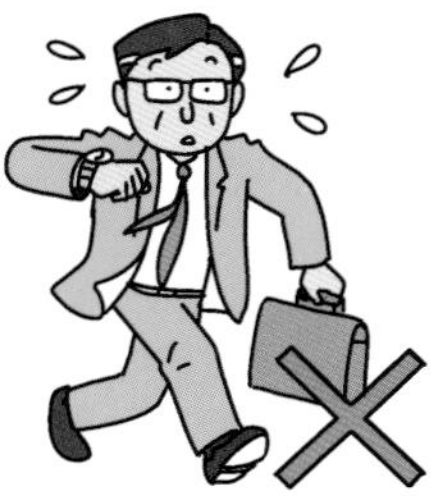

朝は時間にゆとりを持って行動する

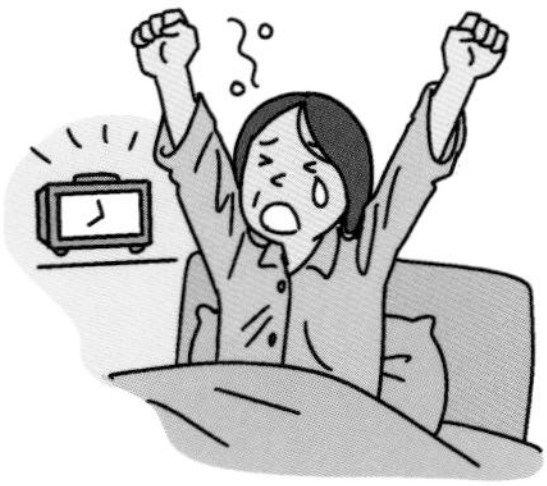

毎朝決まった時間に起床する

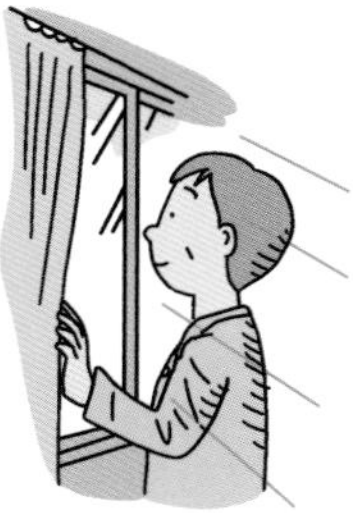

光を浴びて体を目覚めさせる

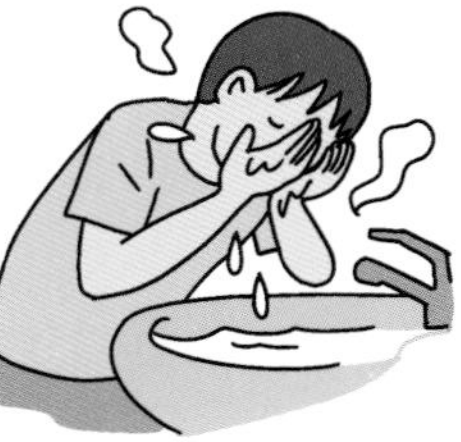

洗顔は冷水をさけ、ぬるま湯で行う

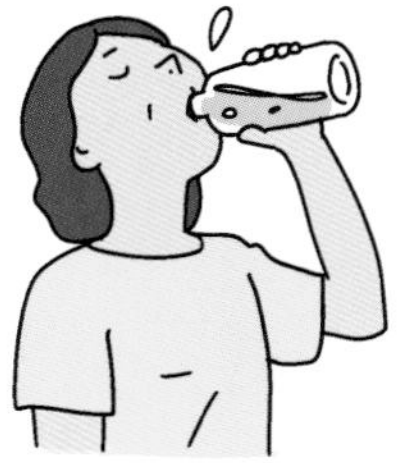

起床時は脱水状態なので水分補給する

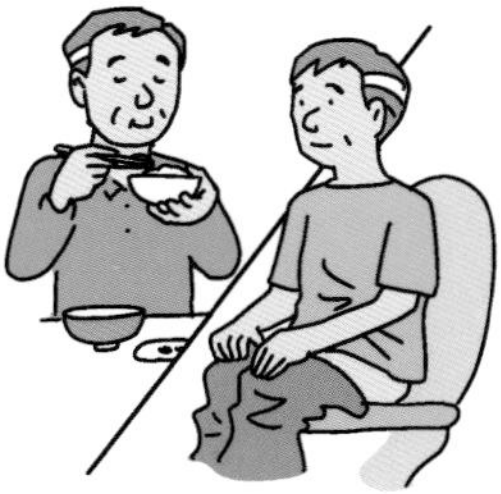

食事やトイレの時間に余裕を持たせる

こうした心臓の発作を防ぐには、自律神経がなるべく不安定にならないように行動しましょう。例えば、時間に追われて慌てないように、**朝は早めの決まった時間に起床する**、体をすっきり目覚めさせるように**朝日を浴びる**、冷たい水で顔を洗うなどの**刺激をさける**、**朝食やトイレの時間をたっぷり取る**など、**ゆとりのある朝のルーティン（決まった手順）**を作っておきましょう。また、起床後は軽い脱水になっているので、しっかり**水分補給**をすることも大切です。

（上月正博）

「顔を洗う」「歯磨き」「髪をとかす」など息苦しくなることが多い洗面所での動作がらくになる「快息洗面法」

息切れしない洗面のコツ

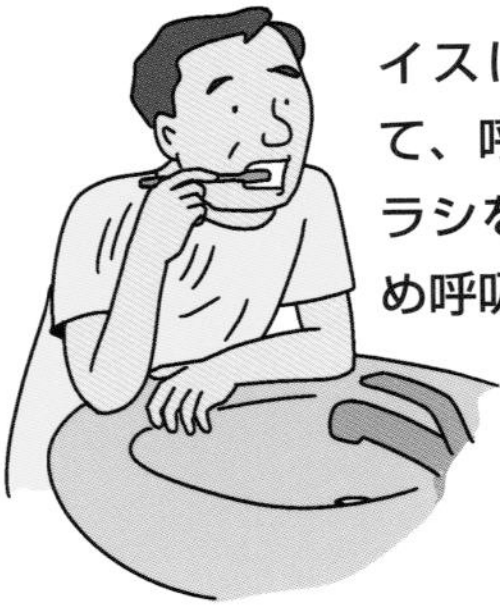

イスに座って洗面台にひじをついて、呼吸に合わせてゆっくりと歯ブラシを動かす。洗顔のときは口すぼめ呼吸を行い、息を吐きながら洗う。

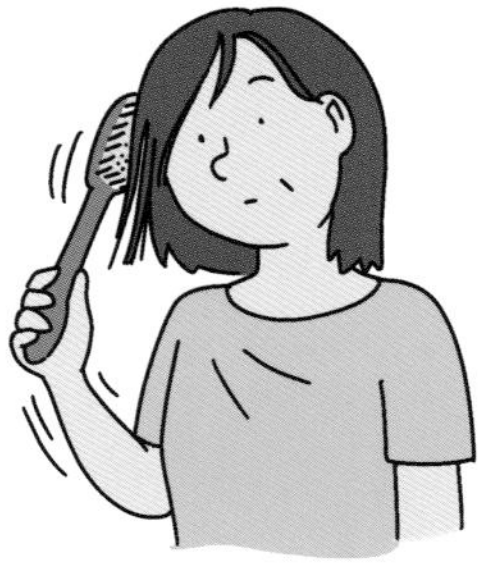

腕を上げると呼吸がつらくなる人は、柄の長いブラシを使って髪をとかす。

肺の機能が衰えている人は、腕を上げたり反復動作をしたりすると息苦しくなります（114ページ参照）。洗顔・歯磨き・整髪などのさいは、以下の「快息洗面法」で息苦しさを回避しましょう。

●**洗顔**……イスに座り、まず呼吸を整える。息を吐きながら顔を洗い、休憩を頻繁に取る。

●**歯磨き**……イスに座り、洗面台にひじをつき、呼吸に合わせて歯ブラシを動かす。電動歯ブラシを利用するのもいい。

●**整髪**……イスに座り、腕を上げずにすむように長い柄のブラシを使う。

（奥仲哲弥）

腕を上げただけで息苦しくなる人や鼻カニュラを装着した人でもらくに着替えができる「呼吸らくらく着替え術」

肺の機能が衰えて呼吸が苦しい人は、服の着替えにも工夫が必要です。服を着脱するさいには、腕を上げる動作のほか、足を持ち上げたりかがんだりするといった腹部を圧迫する動きもあります。息苦しさを招くこうした動きを少なくする「呼吸らくらく着替え術」（次㌻）を参考に、着替えを行ってください。

着替えのさいは、**あらかじめ衣類を机の上などに置いて、かがまなくても取れるようにしておきます**。上着は、クルーネック（丸首）になったかぶりの服よりも、そでを通す**前開きの服**のほうが、腕を上げずに着られるので呼吸がらくです。また、ゆったりとして**伸縮性のある服**を選ぶと着替えがらくです。

なお、**在宅酸素療法（HOT）で鼻カニュラを装着している人は、鼻カニュラをつけたまま服を着ます**。そして、着終わった後に呼吸を整えてから鼻カニュラを外し、服の下から引き出して装着し直すようにしましょう。

（奥仲哲弥）

息切れしない服の着方

●シャツの着方（鼻カニュラをつけた状態）

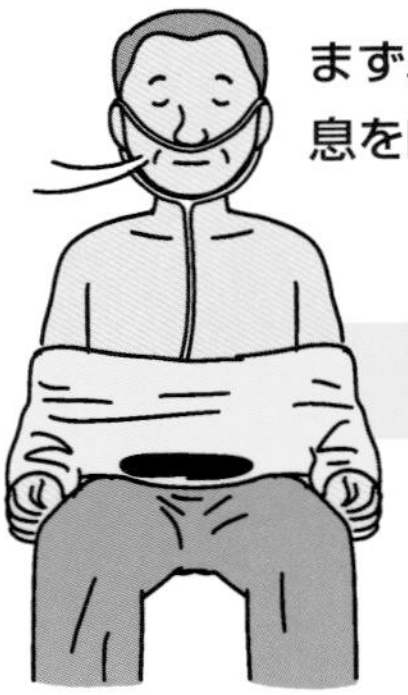

まず鼻から
息を吸う。

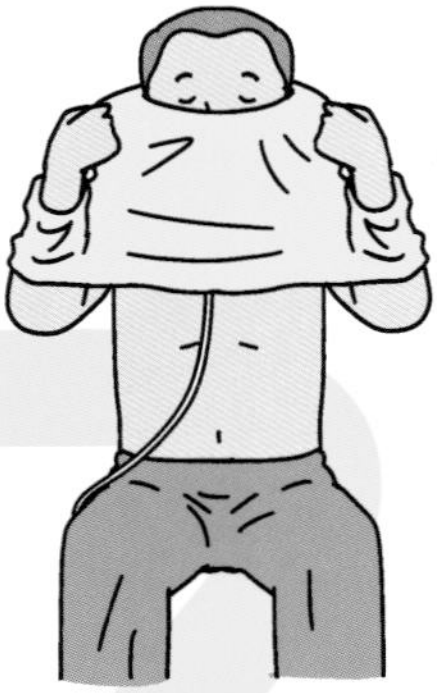

かぶりの服のときは先に腕を通して、口すぼめ呼吸で息を吐きながら、腕をなるべく上げずに頭を通す（鼻カニュラはつけたままの状態で）。

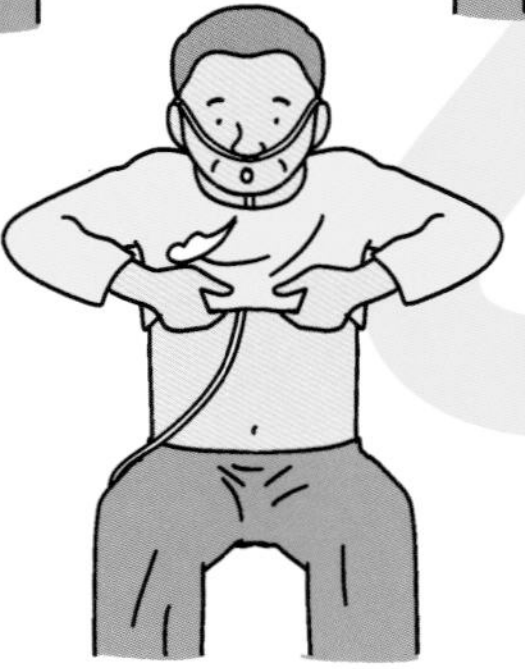

息を吐きながら、鼻カニュラを外さないように注意して服を着る。

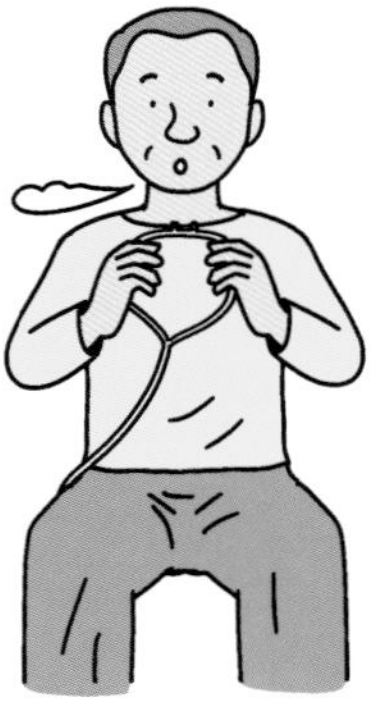

鼻カニュラを服の上に引き出して装着し直す。

●ズボンのはき方

イスに座り、口すぼめ呼吸で息を吐きながら片足ずつ足を通し、最後に立ち上がってズボンを引き上げる。

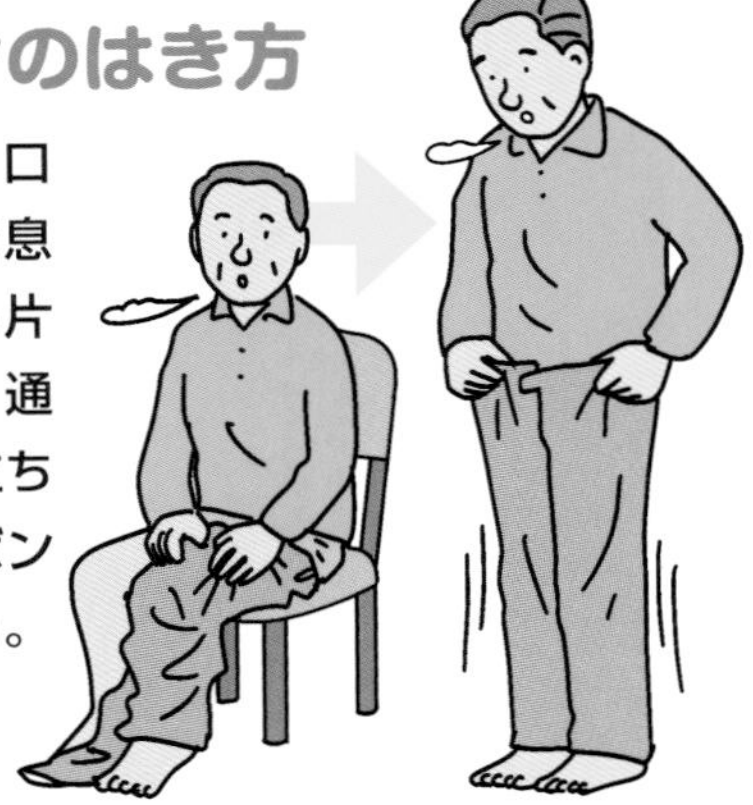

●靴下のはき方

足を反対側の太ももの上にのせ、口すぼめ呼吸で息を吐きながらはく。

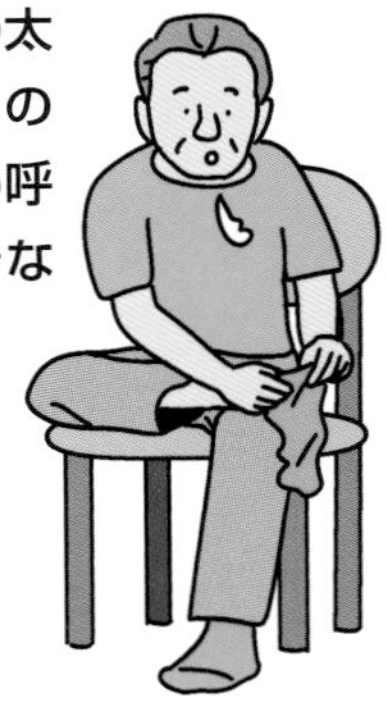

前かがみで息を止めていきむ排便は呼吸困難を招きやすく、解消法は腹圧コントロールによる「快息快便習慣」

息切れしない排便のコツ

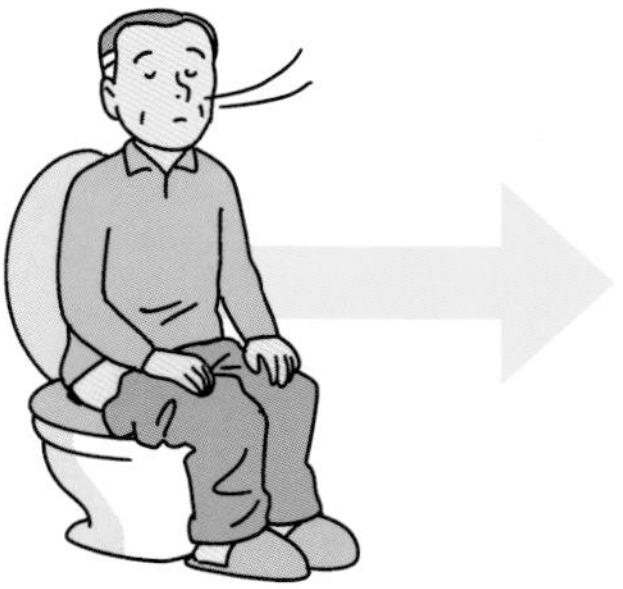

便座に腰かけたら、まずはゆっくり休み、呼吸を整える。

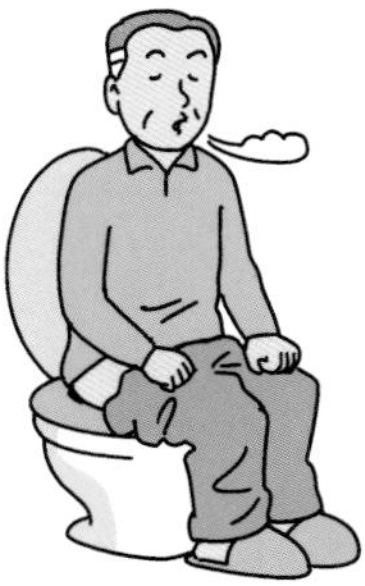

口すぼめ呼吸でゆっくり息を吐きながら、呼吸を止めないで少しずつ力を入れていきむ。

肺の病気の患者さんの中には、排便時にいきんで呼吸困難を起こす人もいます。**排便のさいは前かがみにならず、口すぼめ呼吸で腹圧をコントロールし、息を止めたり強くいきんだりしないよう気をつけます**。ふだんから水分摂取や食事に気をつけ、場合によっては緩下剤を使って便秘を防ぐなど、快便になる習慣を心がけましょう。

トイレは和式より**洋式の温水洗浄便座**にしたほうが、前かがみ姿勢による負担が減ります。また、姿勢を保持しやすいように、**手すりを設置**するのも有効です。

（奥仲哲弥）

食事中の息切れが和らぎ疲労感・食欲不振も解消する食べ方や料理の方法など「息切れしない食事のコツ」

食事で呼吸が苦しくなる人は、次のことに注意して食事をとりましょう。

- **食事量は腹八分**。少量で高カロリー・高たんぱく食。量を減らして回数を増やす。
- **高カロリーのおやつやサプリメント**も活用。
- 背すじを伸ばして**テーブルの上にひじをつく**。食前に排たんをすませておく。
- ゆっくり慌てず、**噛《か》むときは息を止めずに鼻呼吸をする**。水分は控えめに。
- 食欲がわくように**好きな食材**を多く使い、**香りづけや彩りを工夫**する。

（奥仲哲弥）

息切れしない食事の姿勢

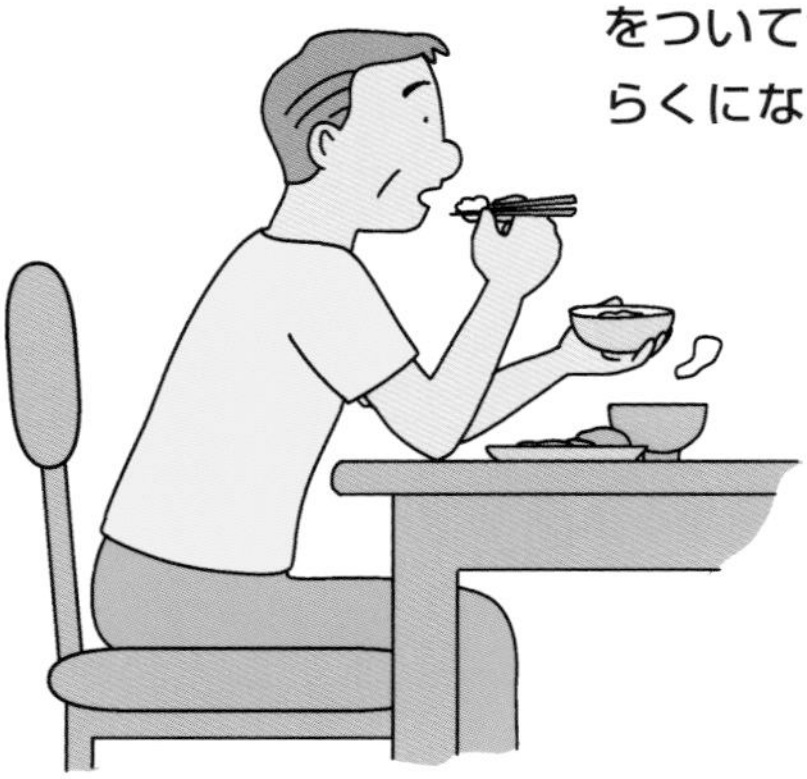

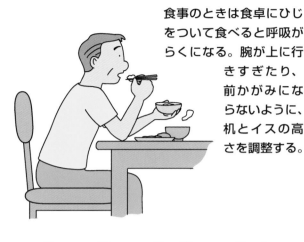

食事のときは食卓にひじをついて食べると呼吸がらくになる。腕が上に行きすぎたり、前かがみにならないように、机とイスの高さを調整する。

とりすぎ注意！「胃にガスがたまる」「消化が悪い」など横隔膜を圧迫して息苦しくなる「息切れを招くNG食品」

食事をとると息が苦しくなる理由の一つにあげられるのが、**腹部の圧迫**です。食事で胃が膨れると、横隔膜が圧迫されて呼吸しづらくなります。ですから、食事は満腹にならないよう腹八分目に抑えます。1日3食にこだわらず、**少量の食事を頻回にとる**ようにしてもいいでしょう。

また、食品によっては、胃の中でガスが発生するものもあります。**小麦製品、タマネギ、豆類、イモ類、キャベツ、リンゴ、トウモロコシ、ニンニク、炭酸飲料などの食品は、胃にガスがたまりやすいので、たくさんとりすぎないようにしましょう**。また、**油の多い食べ物**も消化に時間がかかるので要注意です。

赤身の薄切り肉やイカ、タコ、貝類、硬いせんべい、餅《もち》などの**噛《か》み切りにくい食品**も、くり返し噛む動作が原因で息切れや息苦しさを招きます。呼吸がつらいときは、軟らかくて噛み切りやすい食べ物を選びましょう。

（奥仲哲弥）

息切れを招くNG食品と食事での工夫

●おなかにガスがたまりやすい食品

小麦製品、タマネギ、豆類、イモ類、キャベツ、リンゴ、トウモロコシ、ニンニク、キノコ類、アスパラガス、炭酸飲料など

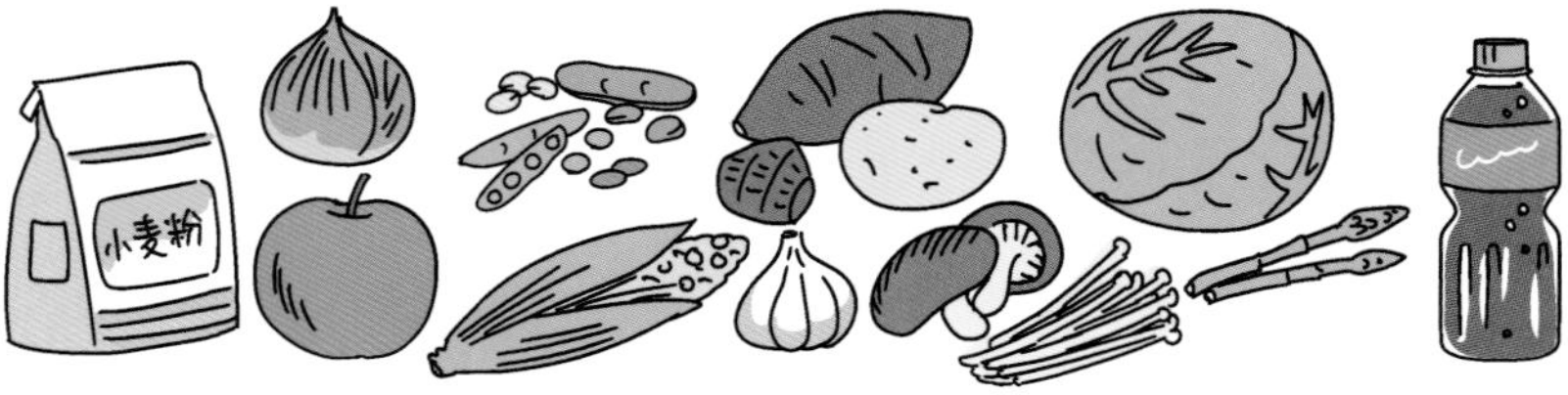

●息切れしない食事のコツ

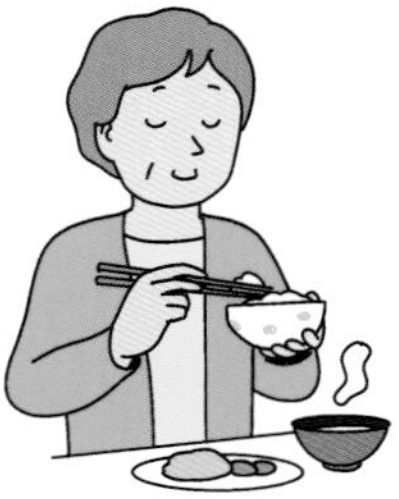

ゆっくり慌てずに
食べる

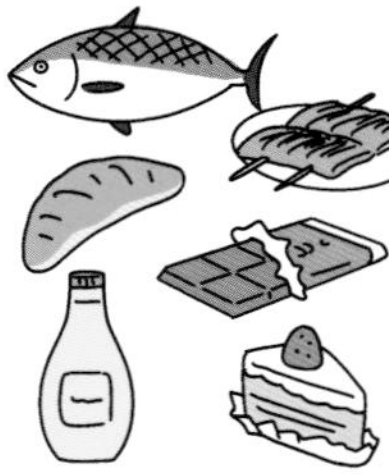

少量で高カロリー＆
高たんぱく質

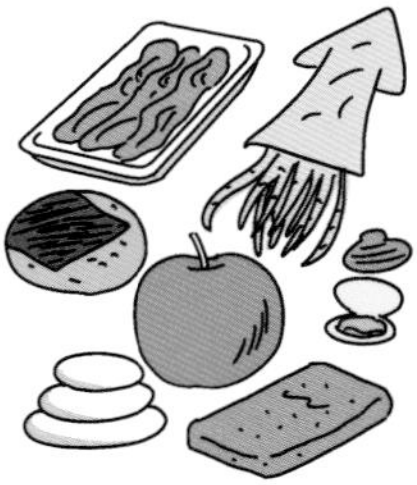

噛みにくく食べづらい
食品をさける

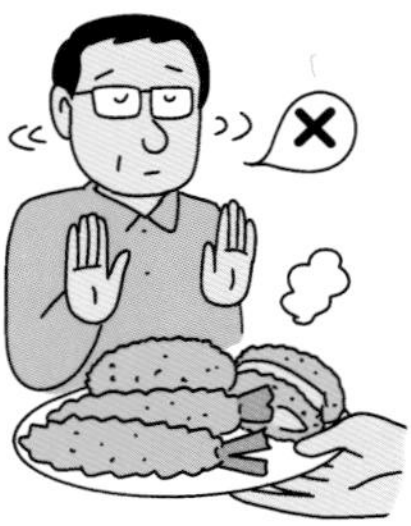

消化の悪い油物などは
さける

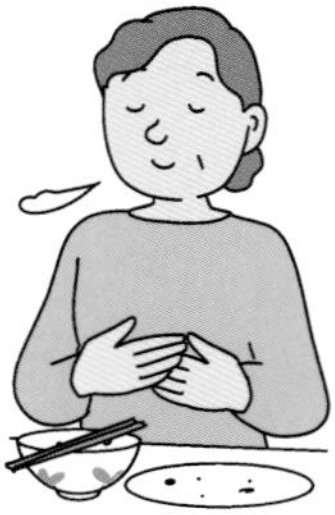

食べすぎをさけ
腹八分目を心がける

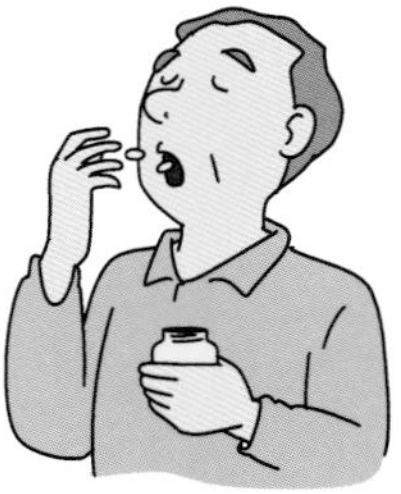

食欲がなければ
サプリメントも利用

心不全が原因の息切れでは減塩が不可欠だが長続きしない人が多く、成功の秘訣は「減塩食長続き10カ条」

心筋梗塞《こうそく》などの心臓病や心不全、高血圧、腎《じん》臓病といった息切れや動悸《どうき》の原因となる病気は、塩分を制限した食事（減塩食）をとるように病院で指導されます。塩分をとりすぎると、塩分濃度を下げるように体内の水分が増えてむくみやうっ血が起こり、心臓に大きな負担がかかるため、心不全の人は特に注意が必要です。

心不全の場合、1日の塩分摂取量の目安は6ｸﾞﾗﾑ未満ですが、これを実行するのはとても大変です。例えば、日本食は塩分が多い料理が多いので、和食が好きな人はかなり苦労するでしょう。

減塩を厳密に行おうとむやみに塩分を減らしてしまうと、食事がおいしくなくなって食べる量が減り、低栄養になることも考えられます。高齢者は低栄養になると一気に身体機能が低下することもあり、これでは本末転倒です。食事の楽しみはそのままに、塩分量を上手に減らして長続きさせるにはコツがあります。

減塩食長続き10ヵ条

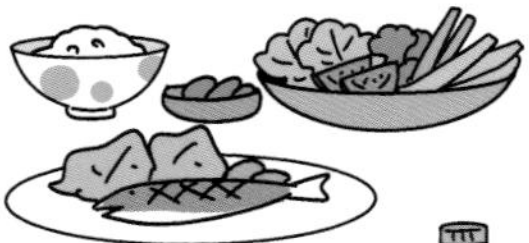

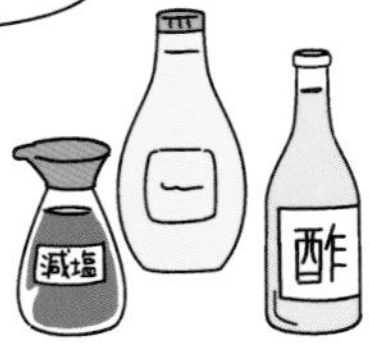

❶減塩・低塩の調味料を使う
❷うま味を活用する
❸酸味を活用する
❹香辛料や香味野菜を利用する
❺野菜をたっぷりとる
❻塩味・味つけを食材の表面につける
❼１週間のトータルで塩分量を調整する
❽風味をつけた油でコクを出す
❾焼いて香ばしさをつける
❿しょうゆやソースは「かける」より「つける」

まず、味が落ちたと思わないように、食塩の使用量を減らして物足りなくなった分、**うま味や酸味を増やす、香草や香辛料を用いて強い香りづけをする、表面を焼くなどして、味や香りにパンチを加えましょう**。また、少ない塩分で満足できるよう、**食材の表面に塩味をつける**、しょうゆやソースは食べ物にドバッとかけずに、小皿に出して**「つけて」食べる**ようにします。

さらに、塩分をとりすぎた翌日は塩分を控えるなど、**1週間単位の摂取量で調整し**たり、1食のうち1品だけいつもどおりの味つけにするなどの**メリハリをつける**と、長続きしやすくなります。上の表にまとめた**「減塩食長続き10ヵ条」**を参考に、おいしく楽しく減塩しましょう。（坂田隆夫）

なかなか出ないたんを無理なく出す「ハフィング」や「スクイージング」など「3つの排たんトレーニング」

なかなか出ないたんを出しやすくする**「排たんトレーニング」**には、以下の3つの方法があります。

● **体位排たん法**……たんのたまっている部位を上にして、**重力を利用して気道の末梢《まっしょう》からより太い気道に向けてたんを移動させ、排出しやすくする方法**です。たんが気道のどのあたりにたまっているかは個人差があるため、基本的に医師の診断を受けたうえで行う必要があります。胸部X線画像で確認するか、呼吸音を聞いて場所を把握してから行います。

● **ハフィング**……気道にあるたんは、息を吐く速度が十分でないと、うまく排出できません。勢いよく息を吐けない人が息の速度を上げるには、**「ハッハッ」と強く小刻みに息を吐くハフィングという方法**が効果的です。うまくいかないときは、おなかの上で腕を組み、息を吐くタイミングに合わせておなかを

3つの排たん法

体位排たん法

右側にたんがあると感じるときは、左側を下にして④⑤の姿勢をそれぞれ10分程度キープする。反対に左側にたんがあると感じるときは、右側を下にする。たんがどこにあるかわからないときは、①～⑤の体位を約10分ずつを目安に一通り行う（行う時間はあくまで目安）。

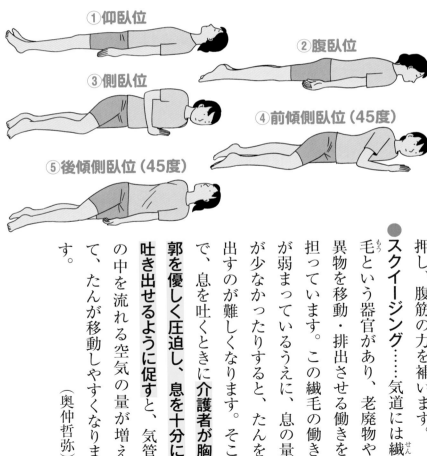

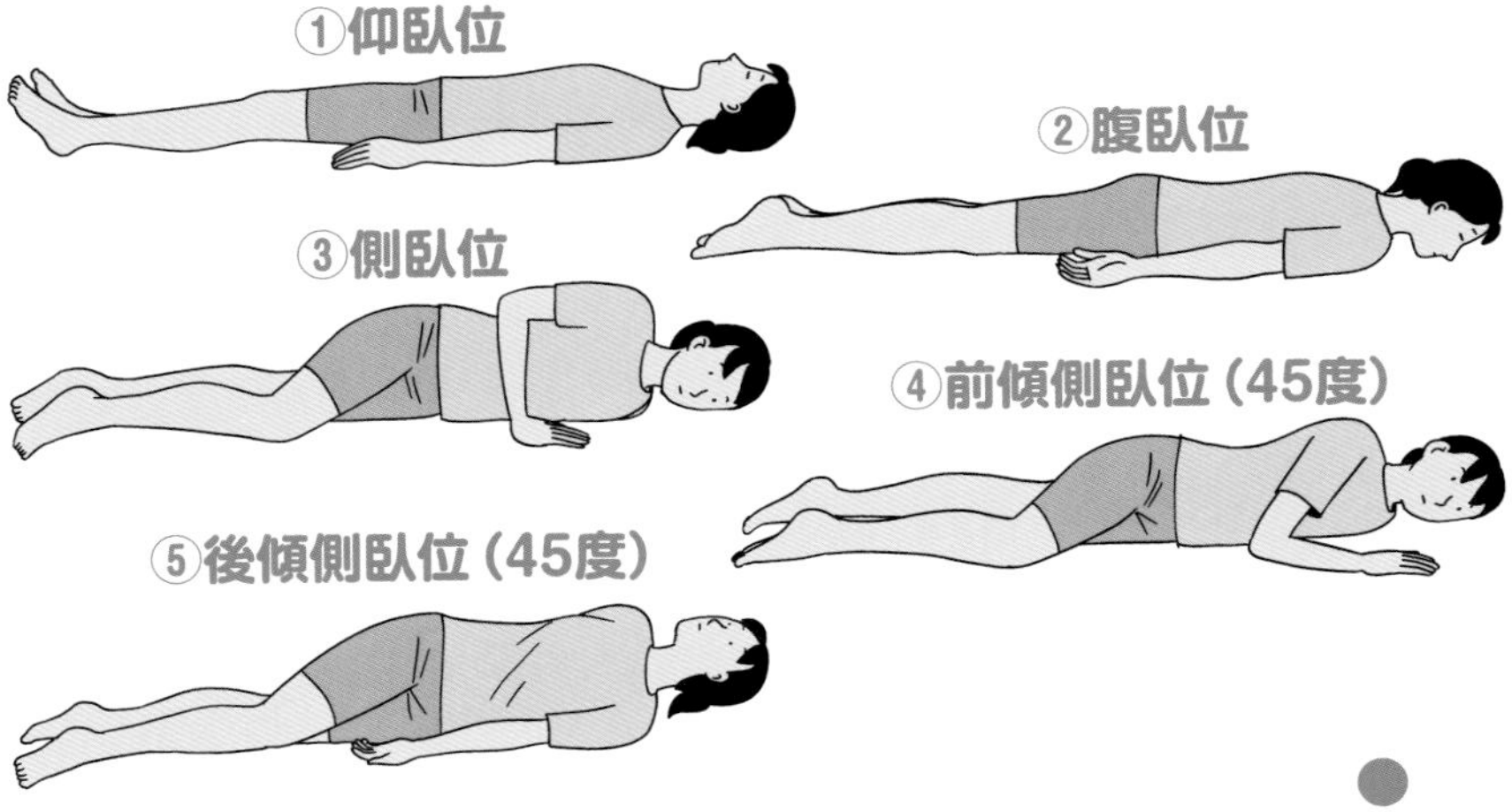

押し、腹筋の力を補います。

●**スクイージング**……気道には繊《せん》毛《もう》という器官があり、老廃物や異物を移動・排出させる働きを担っています。この繊毛の働きが弱まっているうえに、息の量が少なかったりすると、たんを出すのが難しくなります。そこで、息を吐くときに**介護者が胸郭を優しく圧迫し、息を十分に吐き出せるように促す**と、気管の中を流れる空気の量が増えて、たんが移動しやすくなります。

（奥仲哲弥）

たんを出しやすくする「ハフィング」

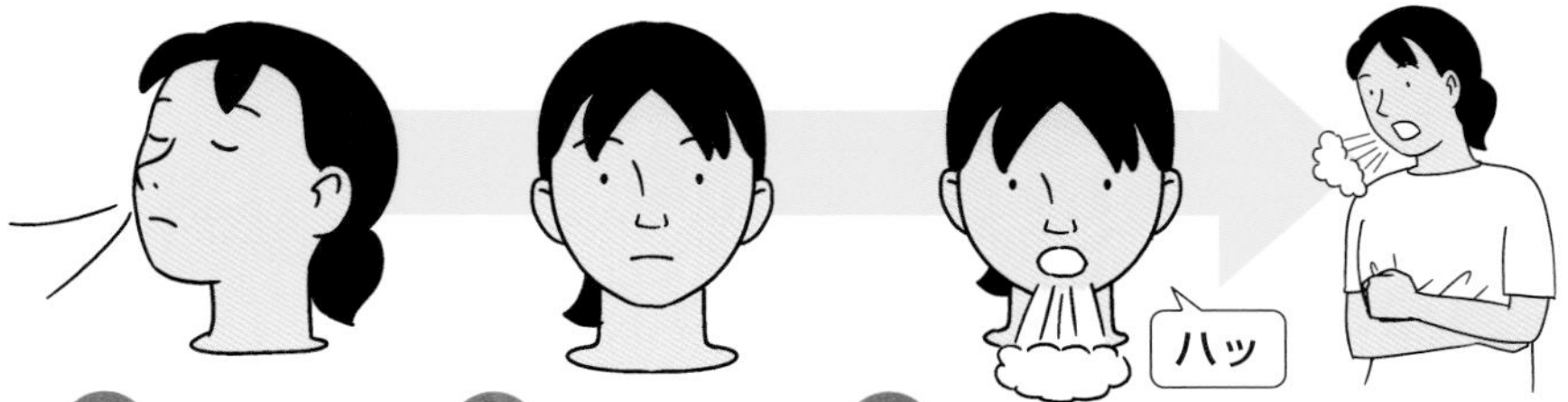

❶ 大きく息を吸う。

❷ 一瞬（1～2秒）息を止める。

❸ 圧縮した息を強く速く吐く。

息を吐くときに腹壁を圧迫する。

排たんを手助けする「スクイージング」

❶ 介護者は胸に両手を当てる。

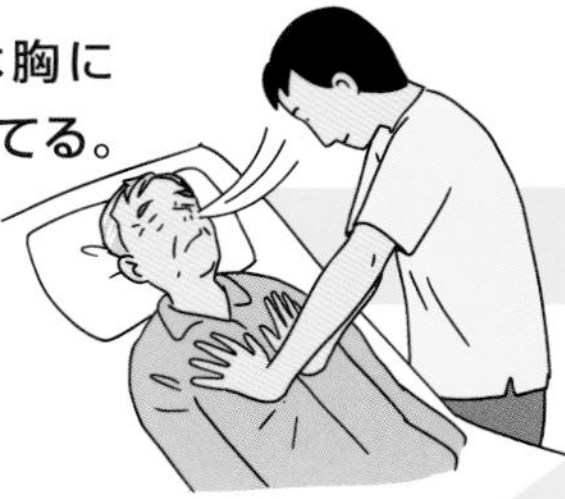

❷ 鼻から大きく息を吸う。

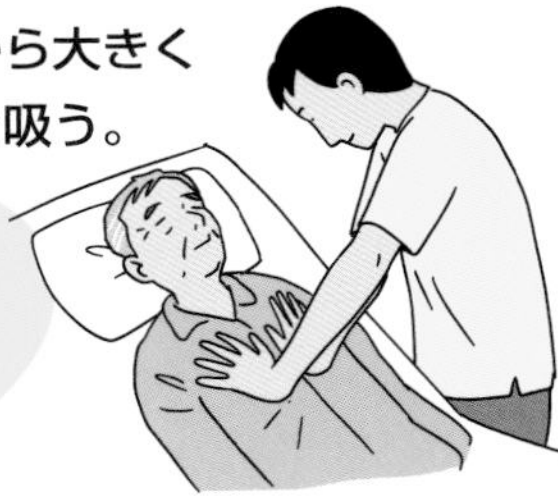

❸ 息をゆっくり吐き出し、介護者は胸の動きに合わせて息を吐き終わるまで優しく圧迫する。

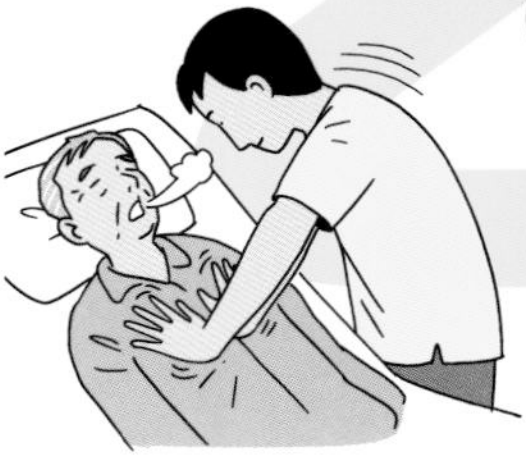

❹ 息を吐き終わったら介護者は手を離し、深く息を吸う。

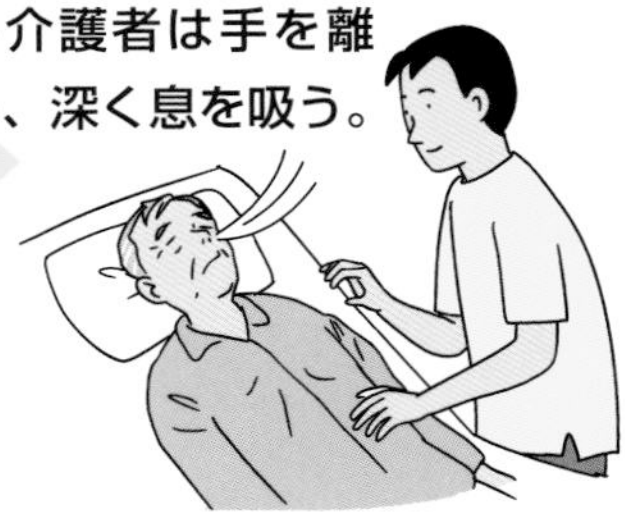

❺ 5分を目安に❶～❹をくり返す。

前かがみ、腕を高く上げる、単純動作のくり返し、息を止めるなど「息切れを招くNG動作と対処法」

ＣＯＰＤや間質性肺炎など、肺の機能が衰えている患者さんでは、**特定の動作を行うと息苦しくなる**ことがあります。その代表的な動作は次の４つです。

●**腕を上げる動作**……呼吸補助筋である胸鎖乳突筋《きょうさにゅうとつ》や斜角筋などが緊張することで、胸郭の動きが制限され、呼吸がしづらくなります。

●**おなかを圧迫する動作**……腹部を圧迫すると、呼吸の70％を担う横隔膜の働きが制限されて、息が苦しくなります。

●**息を止める動作**……息を止めることで呼吸のリズムが乱れ、その後の呼吸調節に時間がかかってしまい、息苦しくなります。

●**腕の反復動作**……反復動作は呼吸補助筋を緊張させやすく、呼吸しづらくなります。また、腕を速いペースでリズミカルに動かすことで、呼吸のリズムが乱れて息苦しくなることがあります。

息切れを招くNG動作

腕を上げる動作

腕を肩より高く上げると、胸の動きが制限されて呼吸がしづらくなる。

（例）
- 髪を洗う
- 洗濯物干し
- 服の着脱
- 高いところの物を取る

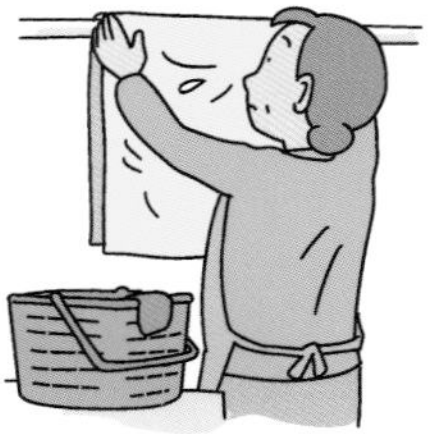

おなかを圧迫する動作

前かがみになるなど、おなかを圧迫する動作は、横隔膜の動きが制限されて息苦しくなる。

（例）
- 物を拾う
- ズボンや靴下をはく
- 爪を切る
- 足を洗う

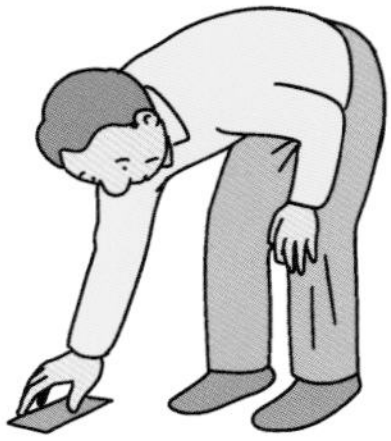

息を止める動作

息を止めることで、呼吸のリズムが乱れて息が苦しくなる。

（例）
- 顔を洗う
- 排便でいきむ
- 飲み込む
- 重い物を持ち上げる

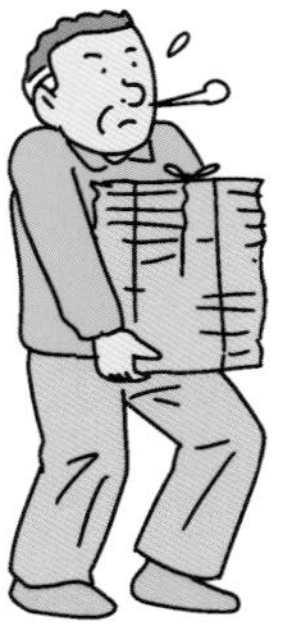

腕の反復動作

くり返しの動作はリズムがついてスピードが速くなり、力を入れつづけるため息苦しくなる。

（例）
- ふき掃除
- 体を洗う
- 掃除機をかける
- 歯磨き

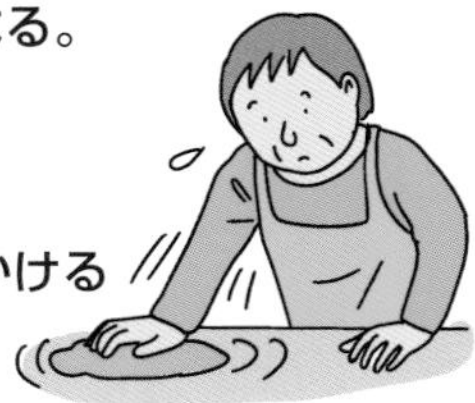

これらNG動作でも、**「息を吐きながら行う」「休憩を入れる」「ゆっくり行う」「不要な動きを省く」などの対策でかなり軽減**します。

呼吸リハビリの運動の中には、腕を上げたり反復動作を行ったりするものもありますが、呼吸が苦しくならなければ問題ありません。ただし、苦しくなったらすぐに中断するなど、十分に注意して行うようにしましょう。

（奥仲哲弥）

長く歩いても息切れしない！坂道・階段の息苦しさも軽減！呼吸と歩行のタイミングを合わせる「4・2歩行」

歩くと息切れが起こったり、息苦しさが強くなったりする場合には、呼吸法と動作を協調させる**「4・2歩行」**を行うといいでしょう。

4・2歩行では、口すぼめ呼吸と腹式呼吸が基本です。**口すぼめ呼吸で息を吐きながら4歩進み、息を吸いながら2歩進みます**。このタイミングで苦しいようであれば、3歩で吐いて1歩で吸う、または、2歩で吐いて1歩で吸うというタイミングでもかまいません。自分に合ったテンポで歩くようにしましょう。

階段を上るさいは、**息を吐きながら「1、2、3、4」と4段上り、いったん止まって「1、2」と鼻から息を吸いながら休みます**。余裕がある場合は、息を吐きながら「1、2、3、4」と4段上り、息を吸いながら「1、2」と2段上がってもいいでしょう。階段を下りるときは、息を吐きながら4段下り、息を吸いながら2段下ります。途中で休みながら、無理せず行いましょう。

（奥仲哲弥）

歩行時の息苦しさが軽減する4・2歩行

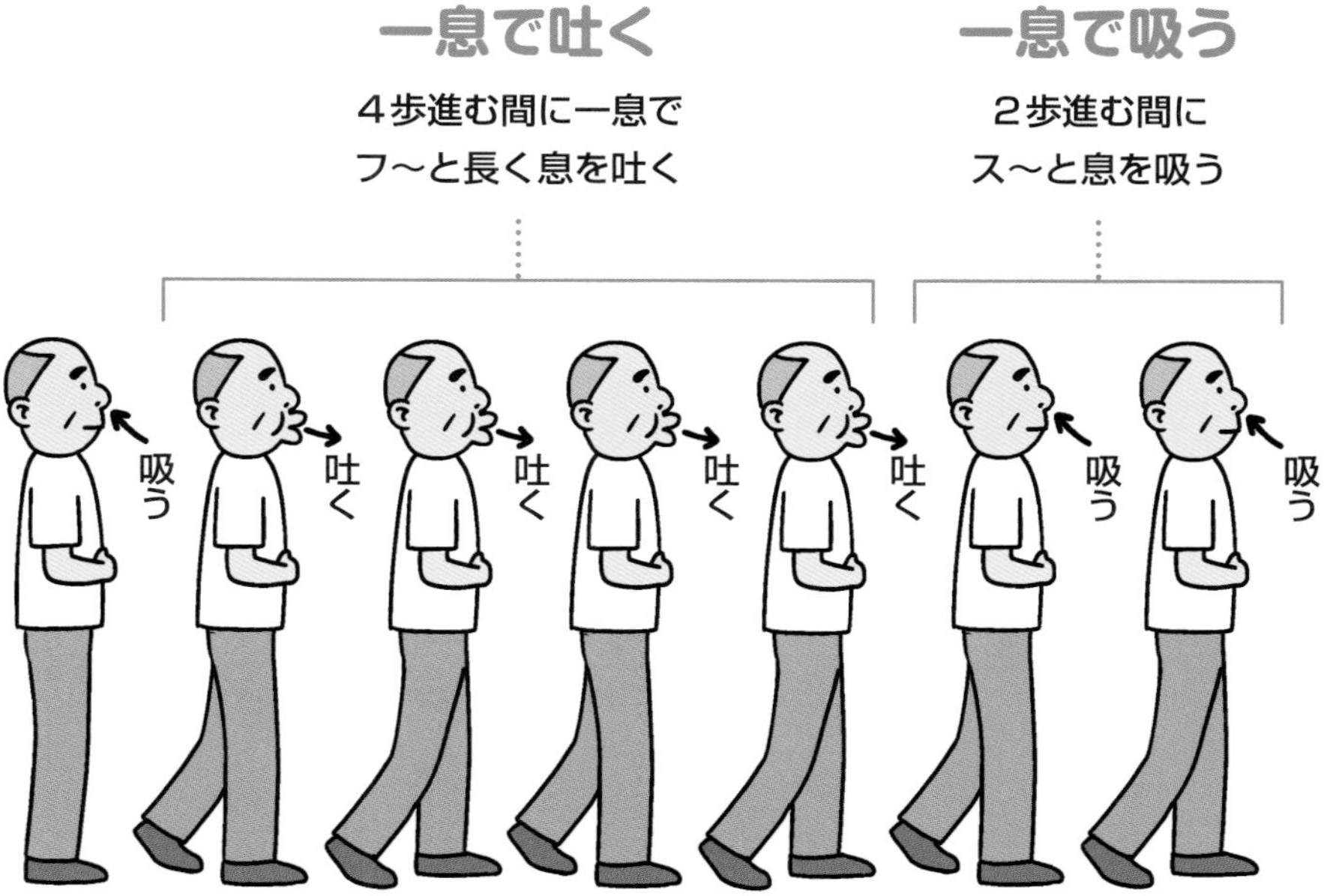
一息で吐く
4歩進む間に一息で
フ～と長く息を吐く
一息で吸う
2歩進む間に
ス～と息を吸う
吸う
吐く
吐く
吐く
吐く
吸う
吸う

❶ 歩きだす前に鼻から息を吸う。

❷ すぼめた口から息を吐きながら「1、2、3、4」と4歩進み、鼻から息を吸いながら「1、2」と2歩進む。

❸ これをくり返して歩く。

※「速く歩けるか」ではなく
「どれだけ息切れを起こさずに長く歩けるか」を目標にする。

ポイント **息を吐きながら4歩進めない場合は、「3歩で息を吐き1歩で息を吸う」もしくは「2歩で息を吐き1歩で息を吸う」に変えてもいい。**

階段での息切れが軽減する4・2歩行

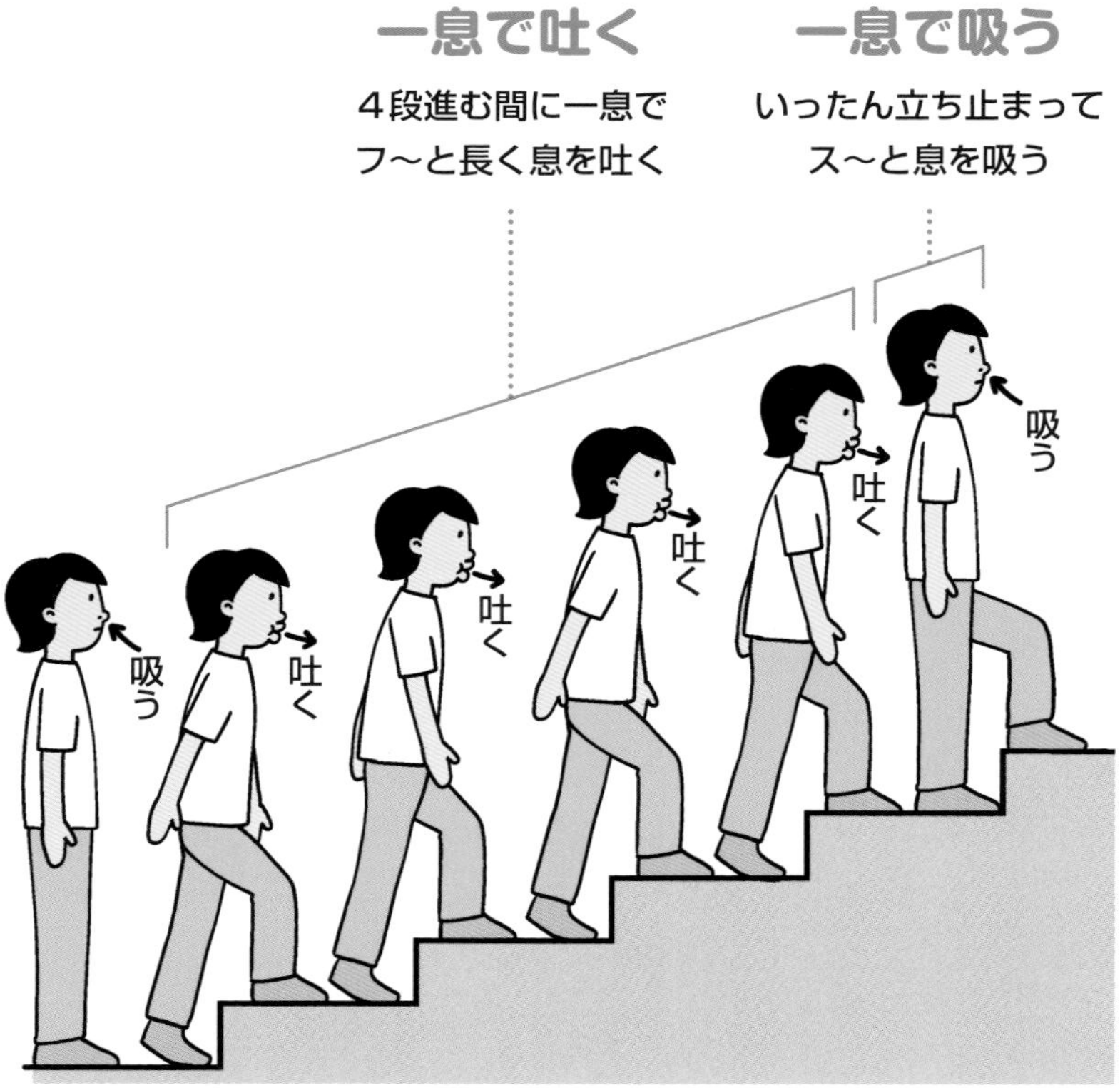
一息で吐く
4段進む間に一息で
フ～と長く息を吐く
一息で吸う
いったん立ち止まって
ス～と息を吸う
吸う
吐く
吐く
吐く
吐く
吸う

1. 上りだす前に鼻から息を吸う。
2. すぼめた口から息を吐きながら「1、2、3、4」と4段上り、いったん止まって「1、2」と鼻から吸いながら休む。
3. これをくり返して上る。

ポイント **息を吐きながら4段上れない場合は、「2段で息を吐き、いったん止まって息を吸う」に変えてもいい。**

脈が急に速まり強い動悸がくり返す上室頻拍を自力で止める！迷走神経を刺激して発作を抑える「バルサルバ法」

不整脈にはさまざまなタイプがありますが、突然、脈が速くなって胸にドキドキと動悸《どうき》を感じて、しばらくすると自然に治まる場合は「発作性上室性頻拍」（以下、上室頻拍）の疑いがあります。上室頻拍は、心臓の上室（心房）を含む組織で電気信号が旋回《せんかい》することにより発症します。命の危険はほとんどありませんが、血圧低下や息苦しさ、めまいなどの症状が現れることがあります。

実は、**上室頻拍の多くは、患者さんが自分で発作を止めることができます**。その方法が**「バルサルバ法」**です。バルサルバ法は、**15秒ほど息を止めて腹部に力を入れながらいきむことで、迷走神経（脳神経の一種）が刺激されて副交感神経が優位になり、心臓の電気信号の旋回が抑えられて頻脈が治まる**のです。

なお、**バルサルバ法は、上室頻拍の発作が起こった患者さんに緊急で試す第一選択の治療として国際的に認められており、安全性の高い方法**です。

（杉　薫）

上室頻拍など不整脈の発作を止める

バルサルバ法

発作が起こる

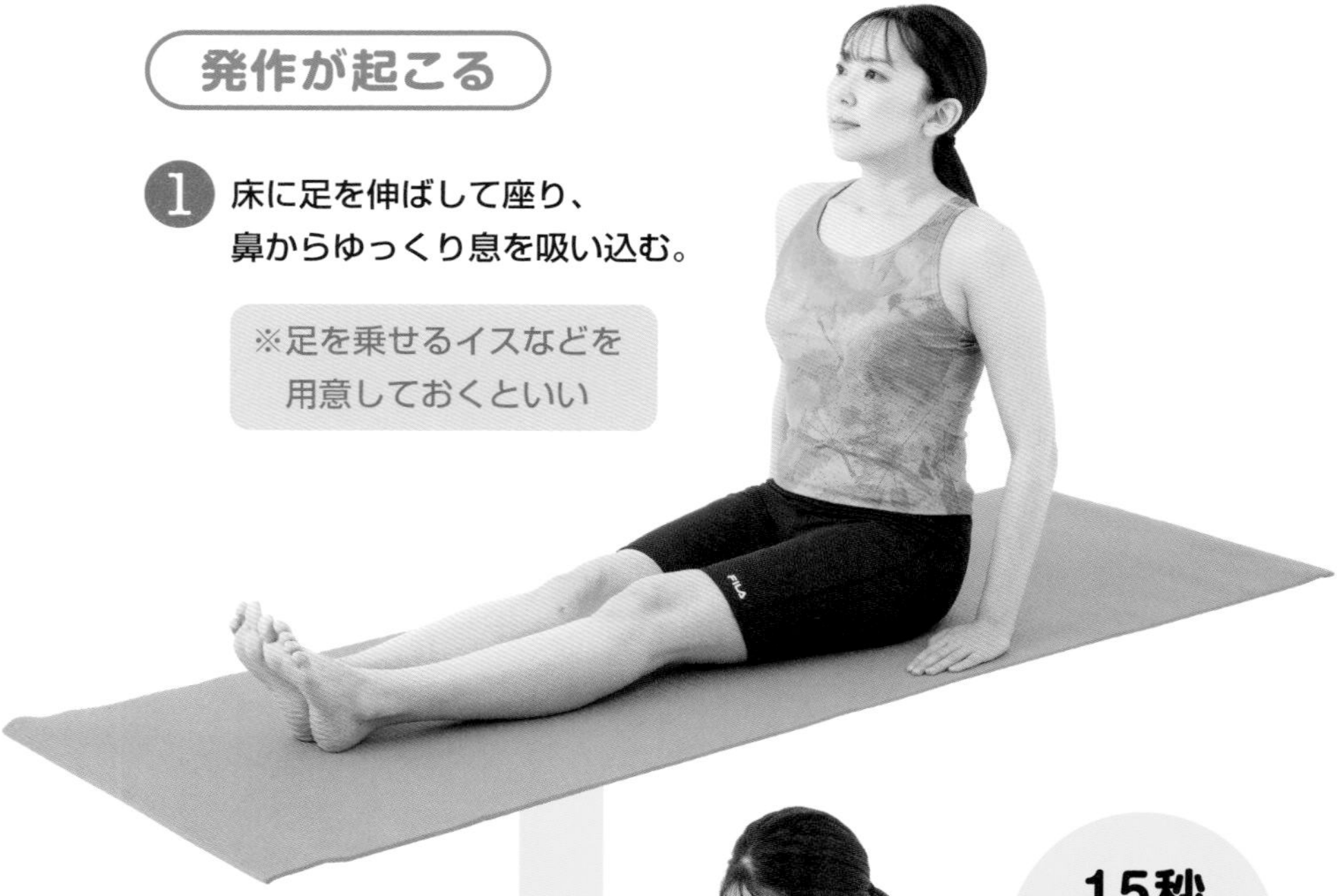

❶ 床に足を伸ばして座り、
鼻からゆっくり息を吸い込む。

※足を乗せるイスなどを
用意しておくといい

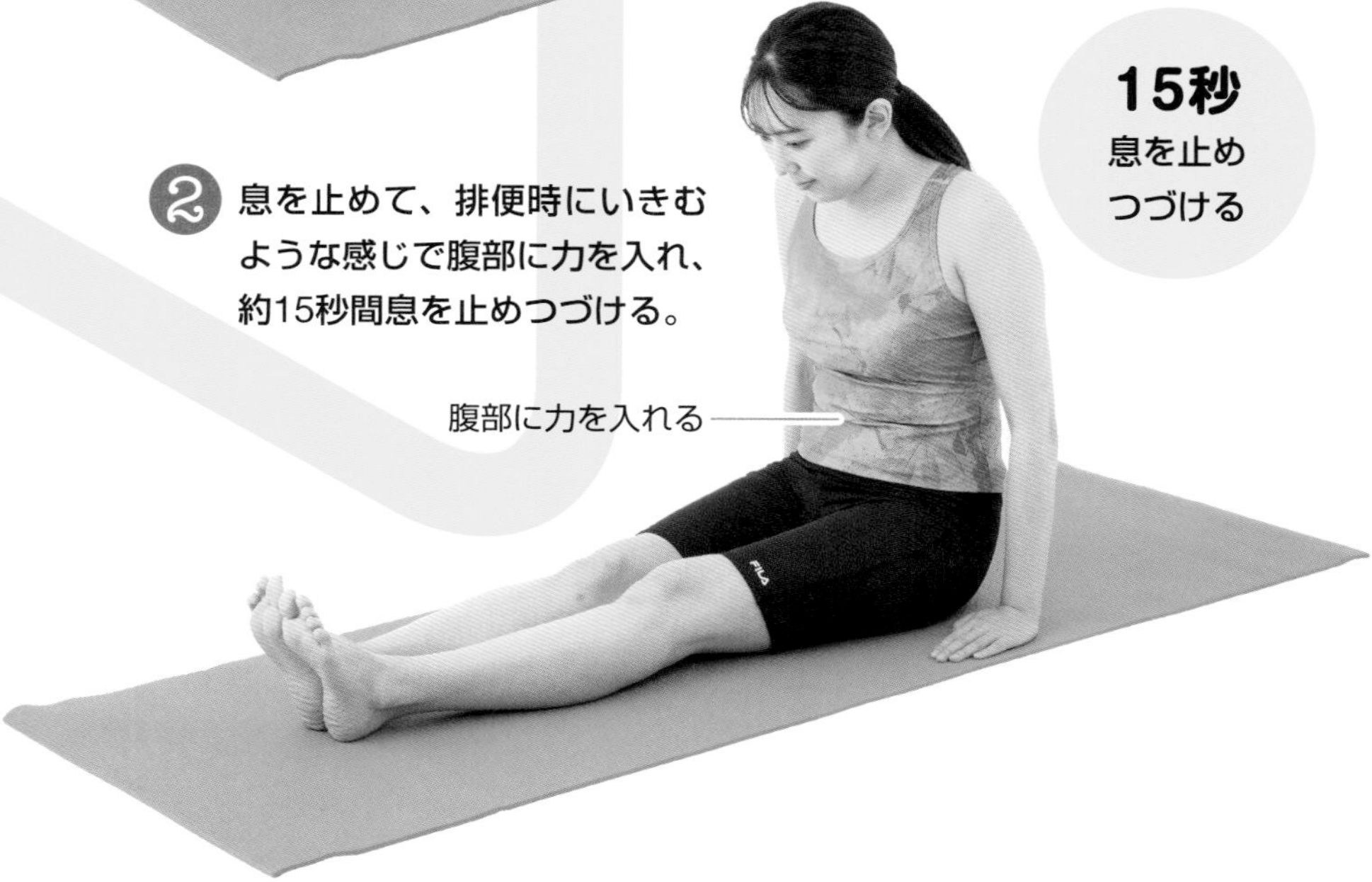

15秒
息を止め
つづける

❷ 息を止めて、排便時にいきむ
ような感じで腹部に力を入れ、
約15秒間息を止めつづける。

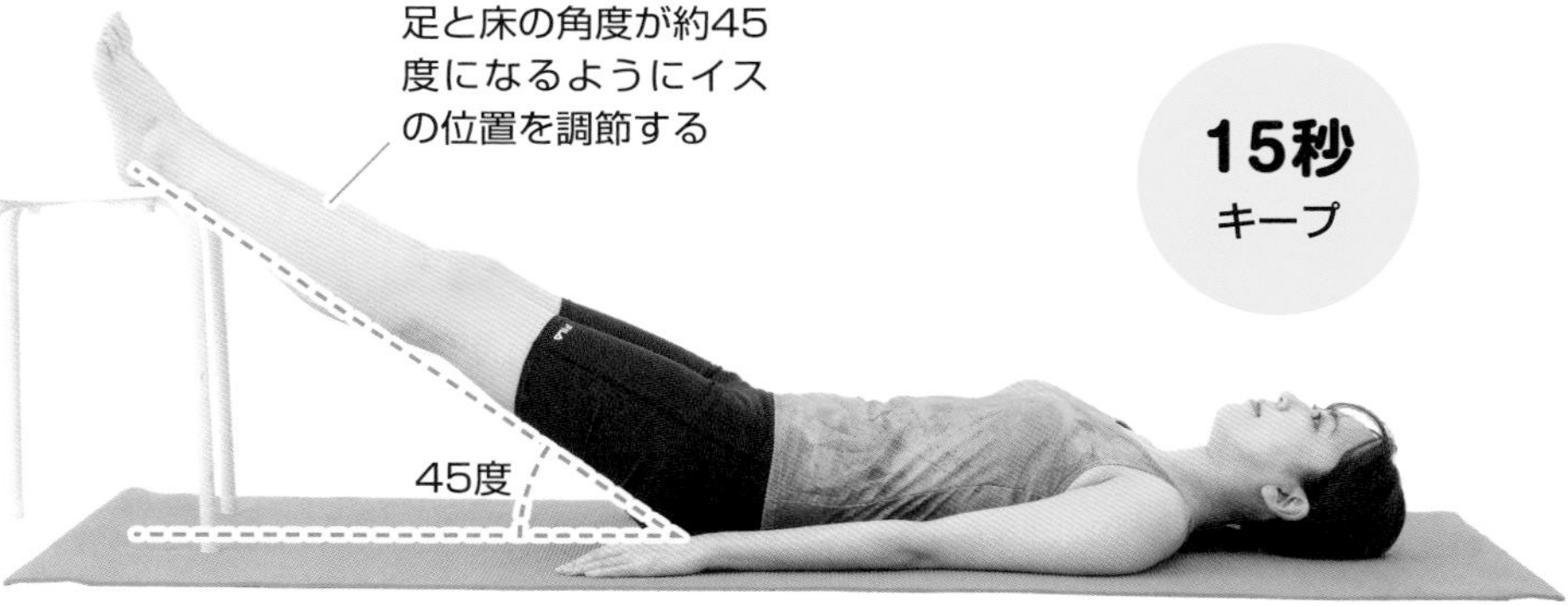
足と床の角度が約45度になるようにイスの位置を調節する
45度
15秒
キープ

❸ 息を吐いて腹部の緊張をゆるめ、あおむけに寝て足をイス（または台など）に乗せて、約45度の角度になるように持ち上げる。この状態を約15秒間キープする。呼吸は自然に行う。

❹ 足を下ろして上体を起こし、❶の姿勢に戻って終了。

ポイント
- 発作が治まらない場合は、❶～❹を2～3回くり返す。
- 介助者がいる場合は、足を持ち上げてもらうといい。

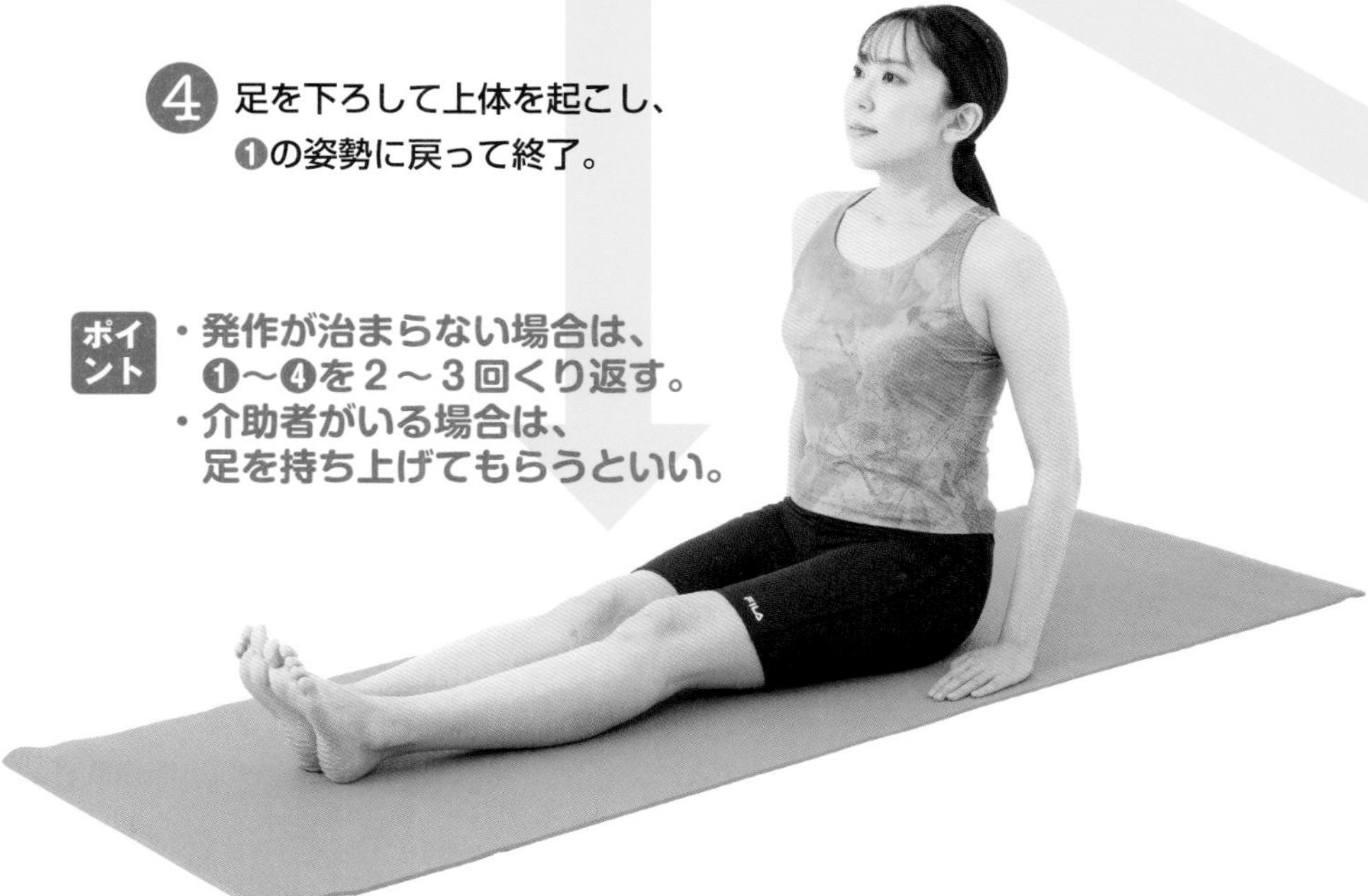

呼吸が浅くなり呼吸筋も衰えて息切れを招く元凶「ねこ背」を正し呼吸がグンとらくになる「大胸筋ストレッチ」

姿勢の悪さが肩こりなどの原因になることはよく知られていますが、実は肺の機能とも密接な関係があります。

姿勢の悪さの代表ともいえるのが**「ねこ背」**です。ねこ背は背中が丸まって肩が内側に入った姿勢のため、**胸郭が狭まり、横隔膜の動きが悪くなってしまいます**。また、呼吸筋が縮こまって胸郭が広がらないため**呼吸が浅くなり**、ちょっと体を動かしただけでも**息切れ**や**息苦しさ**を感じるようになります。

ねこ背を正し、胸郭を大きく広げてたくさんの空気を深く吸い込むには**「大胸筋ストレッチ」**がおすすめです。ねこ背の人は、背中が丸まって胸の筋肉（特に大胸筋）がこわばっています。大胸筋ストレッチは、硬くなった大胸筋をほぐして動きやすくするので、胸郭が大きく広がって肺に空気を取り込みやすくします。ねこ背で息切れに悩んでいる人は、ぜひ試してみてください。

（奥仲哲弥）

息切れを招くねこ背を正す

大胸筋ストレッチ

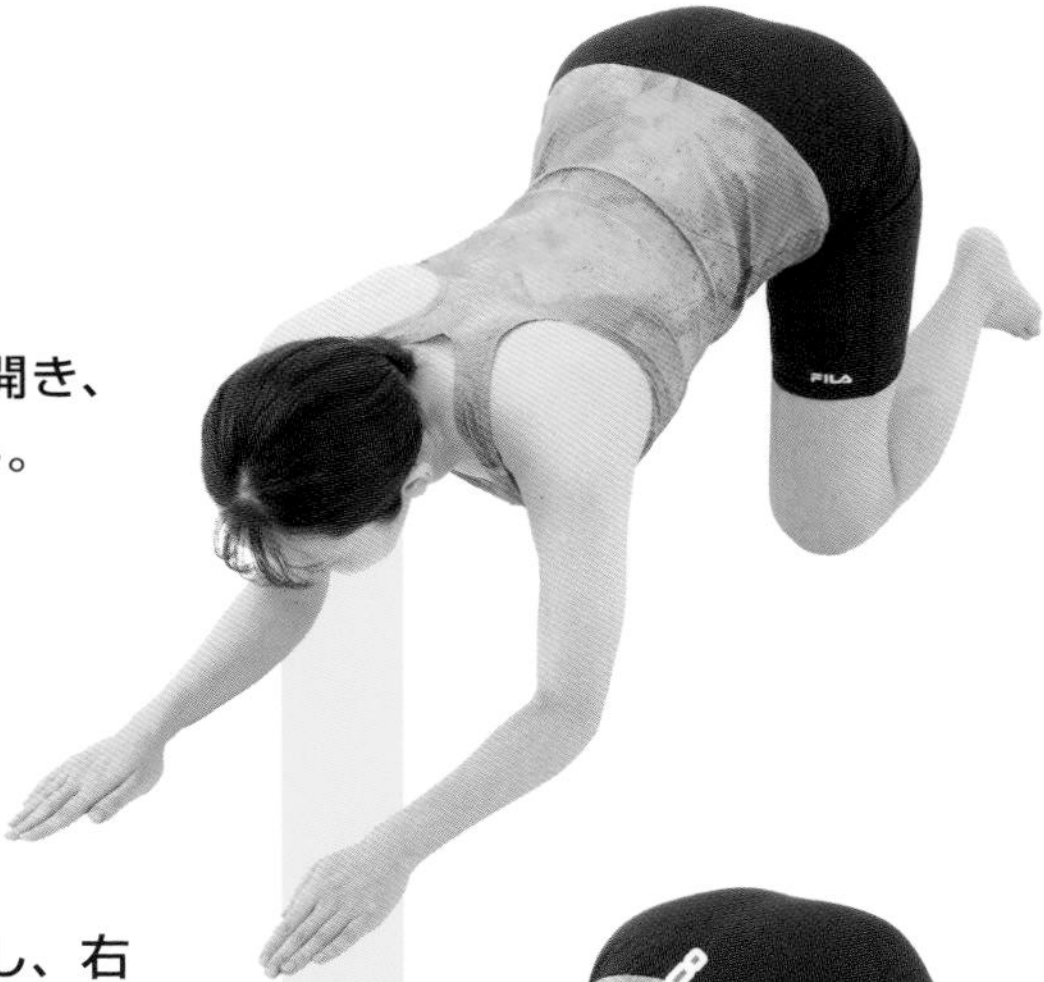

❶ 腕と足を肩幅の広さに開き、ひじとひざを床につける。

❷ 上半身をゆっくり落とし、右肩を床につけて背中を反らす。右腕が体と90度になるように伸ばす。

※肩に痛みのある人や腕を伸ばしづらい人は無理をしない。

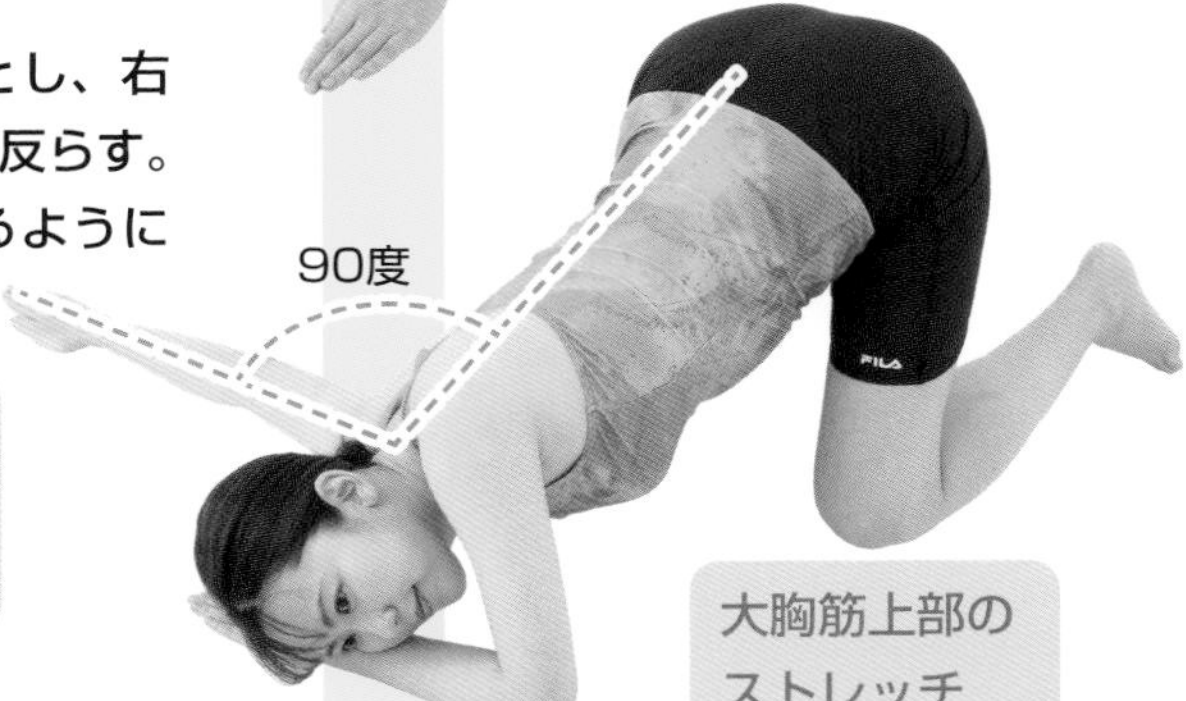

❸ 次に、右腕を体と135度になるように、頭のほうに動かす。

❹ ❶～❸を１分間行ったら、左腕でも同様に行う。

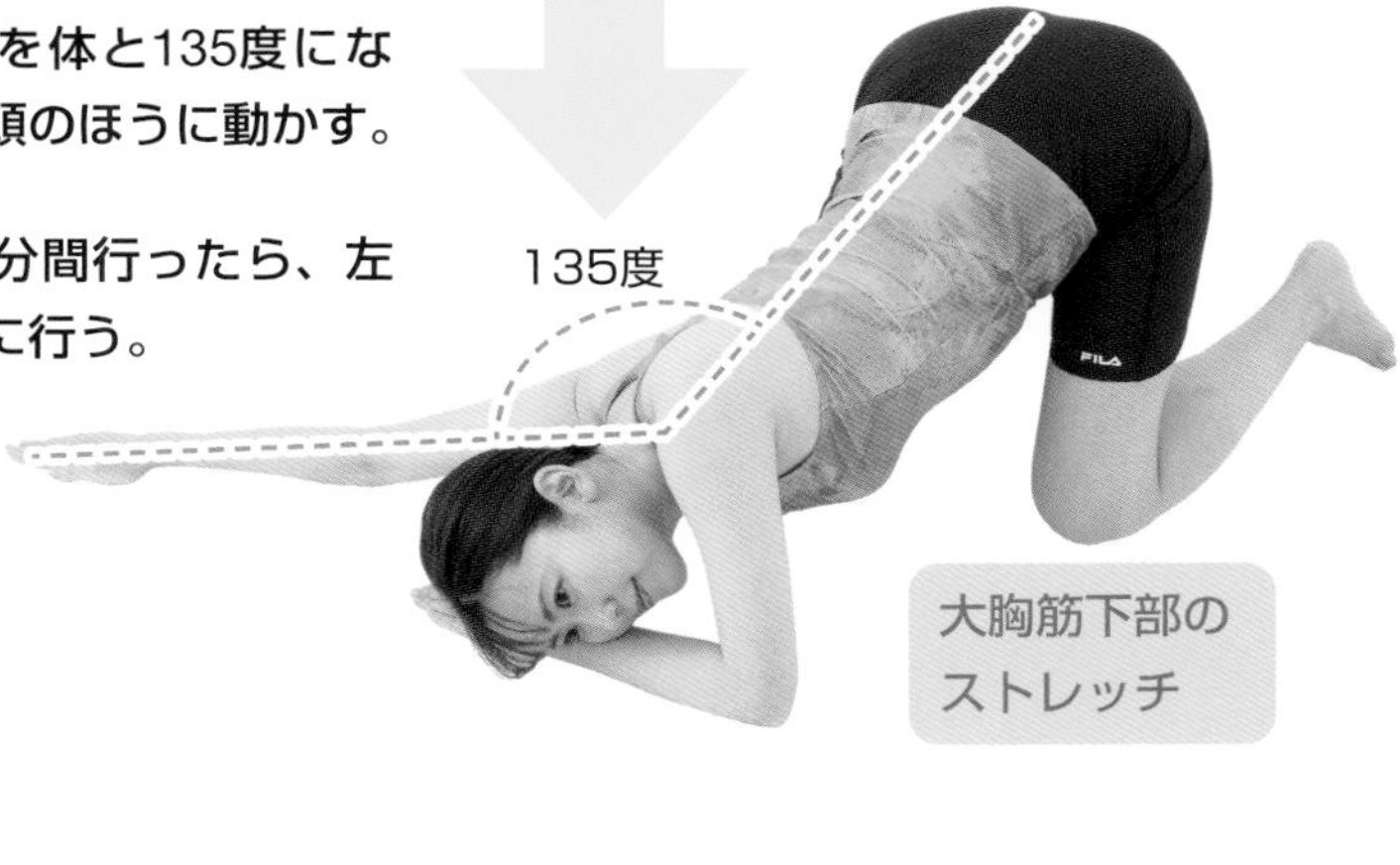

スマホ首・ストレートネックも息切れを招く原因で、呼吸筋をほぐす体操「抱っこポーズ」で呼吸が深くなり息切れが改善

最近、頭が前に突き出て、頸椎《けいつい》（背骨の首の部分）のカーブがなくなってまっすぐになっている**「ストレートネック」**の人が増えています。その原因の一つがスマートフォン。首を前に出し、うつむいた状態で長時間スマートフォンを見ていることで、頸椎のカーブが失われてしまうのです。ストレートネックになると肺が圧迫され、呼吸筋や呼吸補助筋がスムーズに動かなくなります。すると、胸郭の動きが悪くなって**呼吸が浅くなり、息切れを起こしやすくなります**。

ストレートネックを正して息切れを改善するには、長時間うつむいてスマートフォンを見るのをやめるのはもちろんですが、それに加えて、**呼吸筋と肩甲骨周囲の筋肉をほぐす運動**が有効です。おすすめの運動は**「抱っこポーズ」**です。首や背中まわりのストレッチ効果で胸郭を広げやすくなるほか、横隔膜の動きも促進するので、**呼吸が深くなり、息切れも改善**します。

（奥仲哲弥）

肩甲骨を動かして呼吸筋をゆるめる

抱っこポーズ

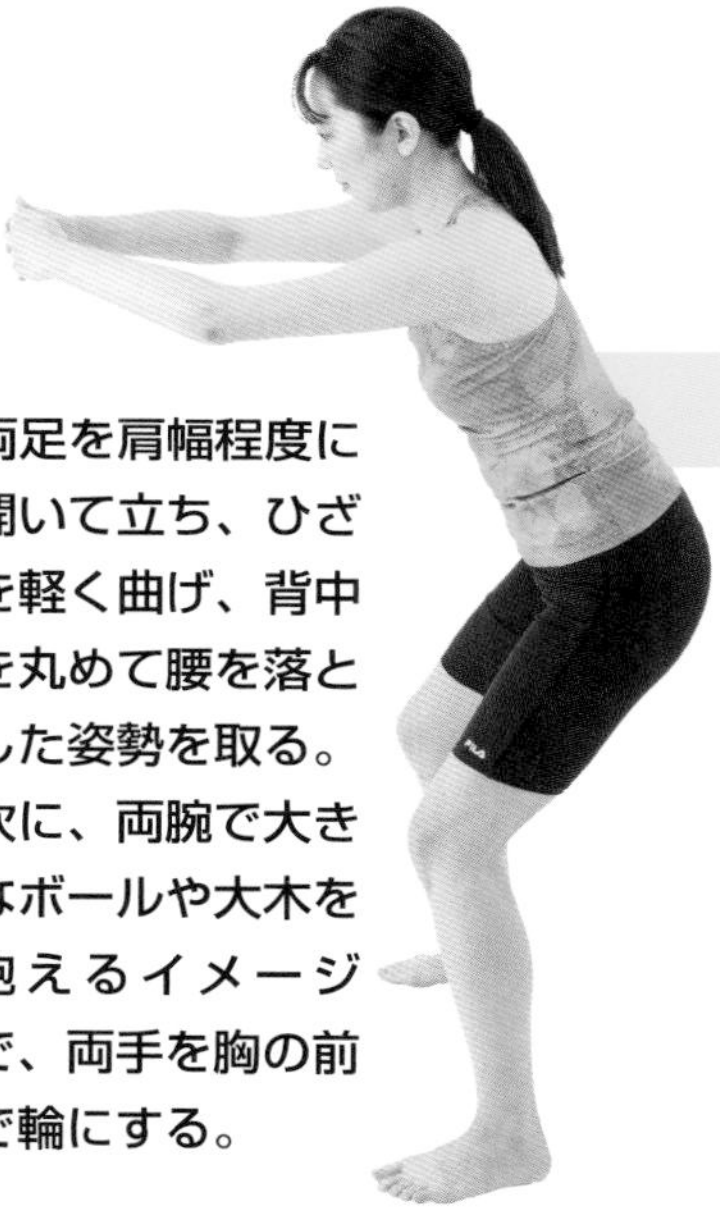

❶ 両足を肩幅程度に開いて立ち、ひざを軽く曲げ、背中を丸めて腰を落とした姿勢を取る。次に、両腕で大きなボールや大木を抱えるイメージで、両手を胸の前で輪にする。

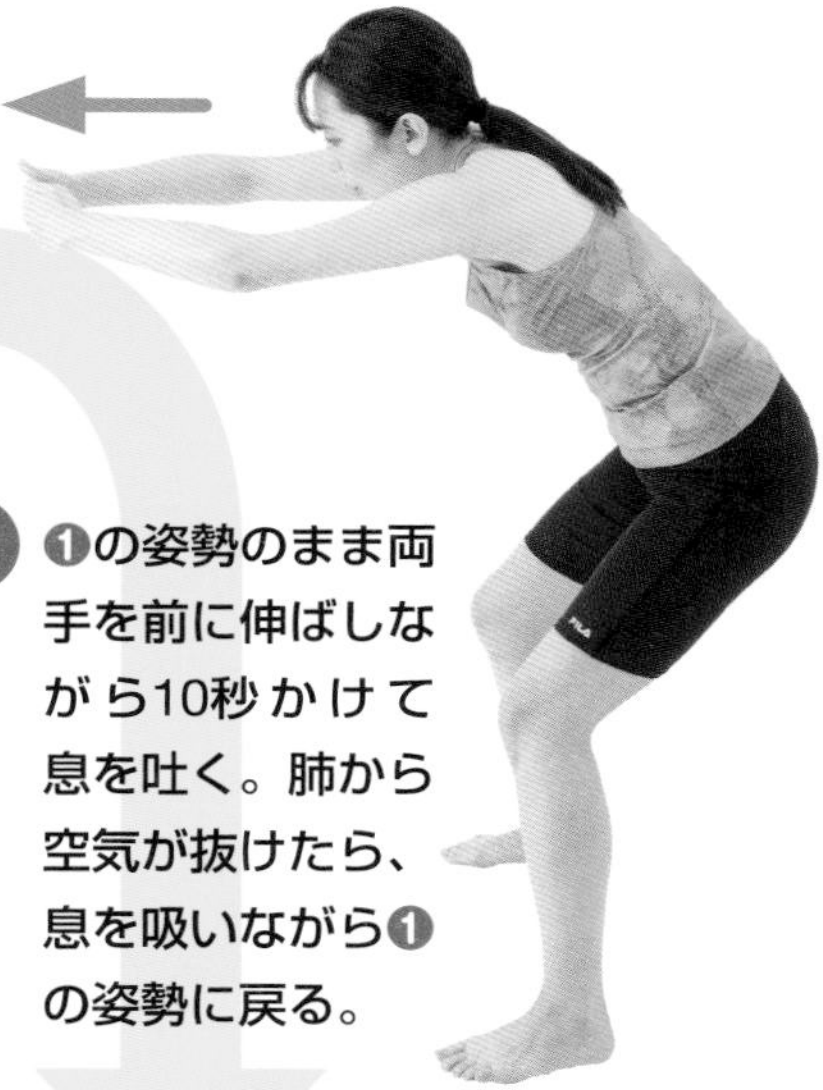

❷ ❶の姿勢のまま両手を前に伸ばしながら10秒かけて息を吐く。肺から空気が抜けたら、息を吸いながら❶の姿勢に戻る。

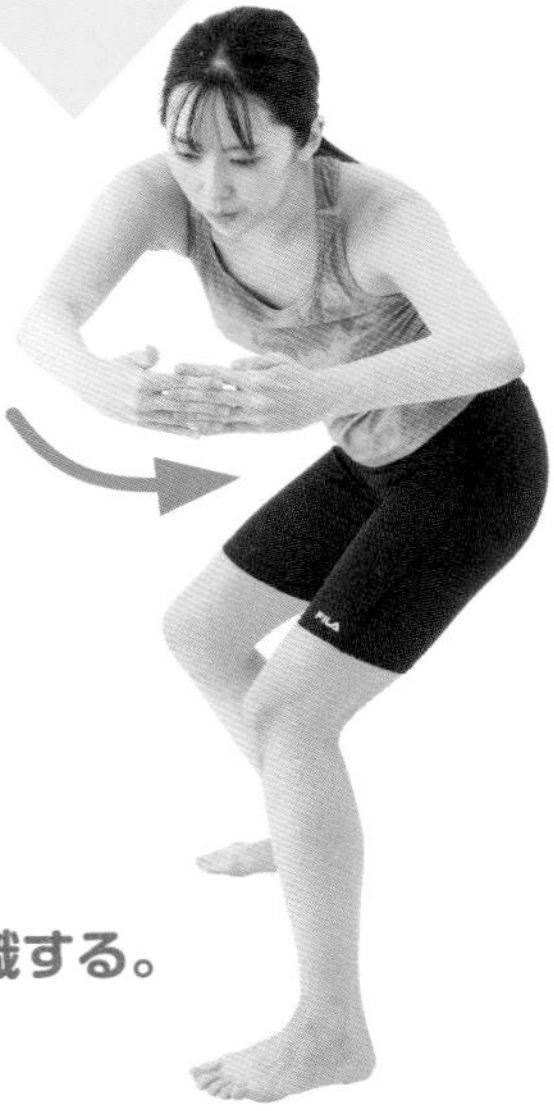

❸ 再び10秒かけて息を吐きながら、上半身を左側にひねる。そして息を吸いながら❶の姿勢に戻る。

❹ ❶～❸を1分間くり返したら、右側も同様に行う。

ポイント
- 横隔膜の動きを促す体操なので、呼吸をするときにおなかの動きを意識する。
- 肩甲骨周囲の筋肉がほぐれるのを感じながら行う。

呼吸のリズムが乱れ心拍数上昇や息切れが起こりやすい洗髪・洗身時の苦痛を解消する「息切れしない入浴法」

入浴時は、息切れや動悸《どうき》の起こりやすい動作・状況がたくさんあります。ここでは、肺や心臓への負担を和らげる入浴法を紹介しましょう。

まず、更衣室には**イス**を置いて、座って休憩を入れながら着替えをします。浴室にもイスを置き、床に直に座らないようにすると、前かがみ姿勢でおなかが圧迫されるのを防げます。浴槽内にもイスを置くと、胸までお湯につからなくてすむので、心臓や肺への圧迫が軽減されて息切れや動悸が起こりにくくなります。

体を洗うときは口すぼめ呼吸を行い、腕は呼吸に合わせて動かします。足を洗うときは、片足ずつ、反対側の太ももにのせて洗い、背中を洗うときは、長めのタオルを使うとらくな姿勢で洗えます。洗髪時は、首を横に傾けて半分ずつ洗うと息苦しさが和らぎます。また、顔にお湯がかかって息が止まるのを防ぐために、**シャンプーハット**を利用するのもいいでしょう。

（奥仲哲弥）

息切れしない入浴のコツ

●体の洗い方

腕を上げずにすむように長めのタオルを使う。足は片足ずつ太ももにのせて洗う。

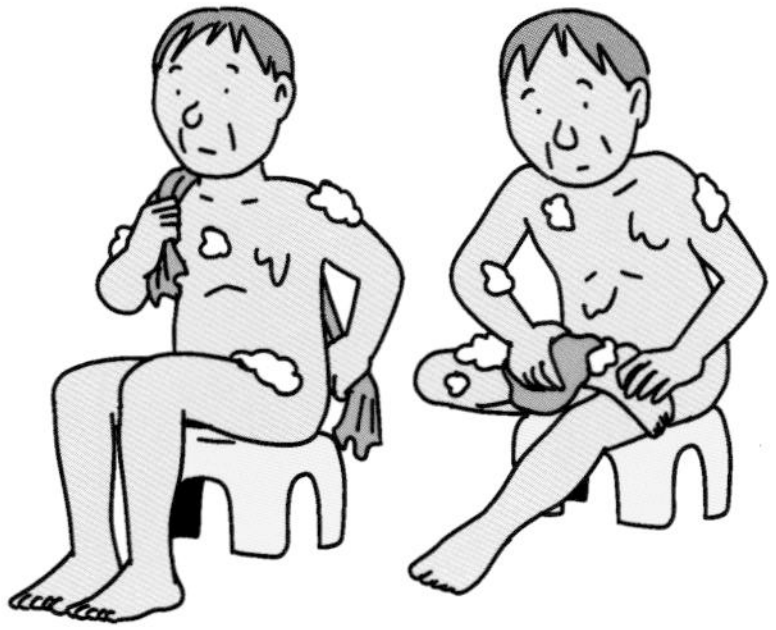

●髪の洗い方

前かがみで髪を洗うと息苦しくなるので、首を横に傾けて、半分ずつ片手で髪を洗う。

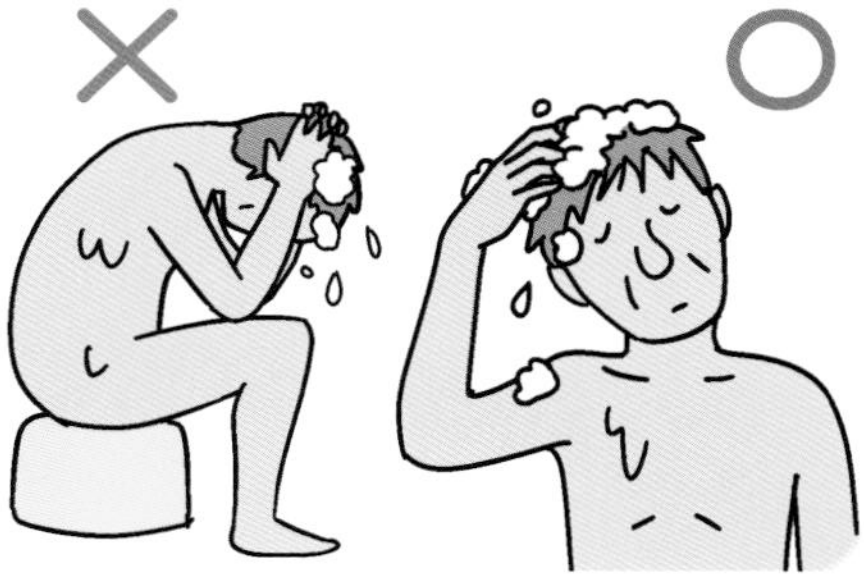

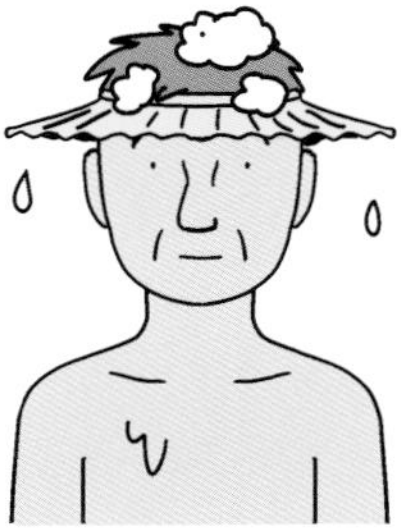

シャンプーハットを使うと、顔にお湯がかからずに髪を洗えるので、呼吸がしやすい。

●湯船の入り方

浴槽内にイスを置き、お湯の高さが胸の下くらいになるように。湯船をまたぐときは口すぼめ呼吸。

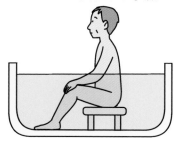

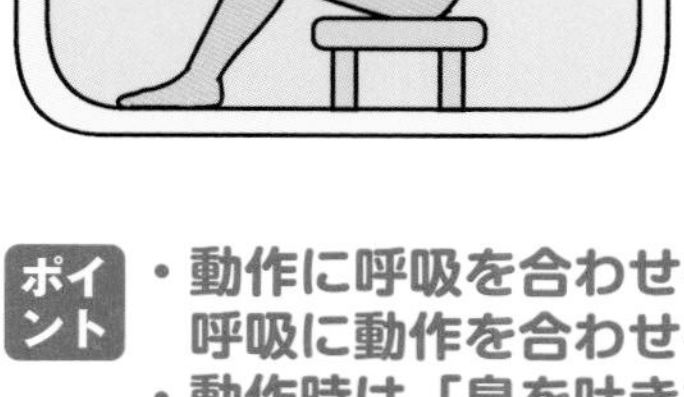

ポイント

- 動作に呼吸を合わせるのではなく、呼吸に動作を合わせるようにする。
- 動作時は「息を吐きながら」が基本で、慌てずに休みを入れながら行う。

熱い湯での入浴は血圧が上がり心臓に負担がかかるため、40度C未満の「ぬる半身浴」かシャワー浴がおすすめ

入浴は、心臓にとても負担のかかる行為です。特に冬は脱衣所と浴室（風呂）の温度差が大きく、脱衣所など気温が低いところでは血管が収縮して血圧が上がり、温かい湯につかると血管が拡張して血圧が下がります。このように**急激な血圧の乱高下**が起こると、**心筋梗塞《こうそく》**や**脳出血**で突然死するリスクが高まります。

これをさけるには、更衣室にヒーターを置いて温度管理を行うとともに、**お湯の温度を40度C未満のぬるめ**にするといいでしょう。また、湯船に首までつかって入浴すると、水圧で胸が圧迫されて心臓に負担がかかるので、胸の下までしかお湯につからない**半身浴**がおすすめです。心臓病の人が湯に入るさいは、この**「ぬる半身浴」**か**シャワー浴**を心がけましょう。ただし、重い心不全の人はお湯につかるのは厳禁です。主治医に確認したうえで、シャワー浴のみにしてください。

なお、入浴の前後にはしっかりと**水分補給**を行いましょう。

（上月正博）

心房細動に抗不整脈薬と同等の効果があるとミラノ大学の試験で認められた「不整脈に効く3つのツボ」

最近、心房細動などの不整脈の予防に、鍼《はり》や指圧といった東洋医学の治療が注目されています。例えば、イタリアのミラノ大学の研究では、慢性心房細動の患者さんに3ヵ所のツボを毎週1回・計10回鍼で刺激したグループ（17人）と、ツボより2チセン離れた場所を鍼で刺激したグループ（8人）、抗不整脈薬（アミオダロン）を投与したグループ（26人）、なんの治療も行わなかったグループ（24人）に分けて、症状を3ヵ月後と6ヵ月後に比較しました。すると、**ツボを鍼で刺激したグループは、抗不整脈薬で治療したグループと同等の効果があった**のです。

この試験で効果があるとされたツボは、**①内関《ないかん》**（自律神経を安定させ、動悸《どうき》を鎮めて胸部圧迫感を取り除く）、**②神門《しんもん》**（心を平静に保ち、心拍や不整脈を整える）、**③心兪《しんゆ》**（自律神経の変調に効果がある）の3つです。ツボを押すときは、息を吐きながら5秒間押して、息を吸いながら指を離すようにしましょう。（坂田隆夫）

不整脈に効く3つのツボ

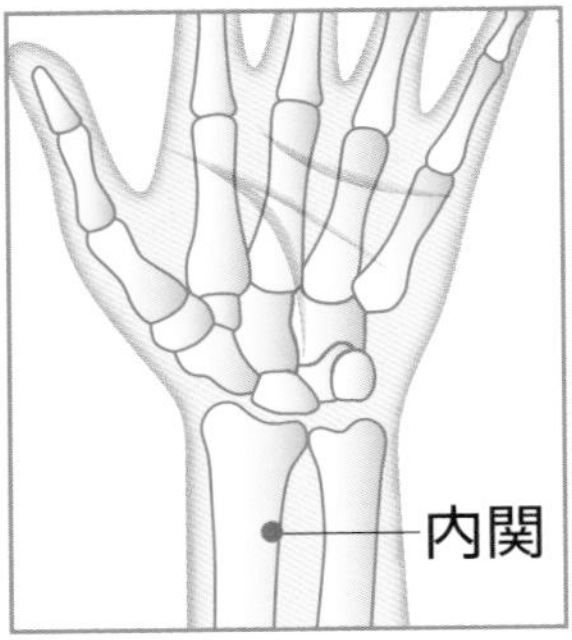

①内関

腕の内側に2本ある縦のすじの間で、手首の一番太い横ジワからひじに向けて指幅３本分の場所。

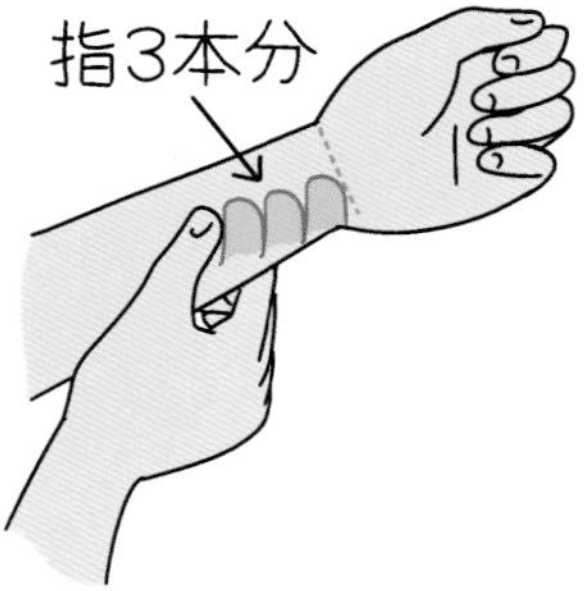

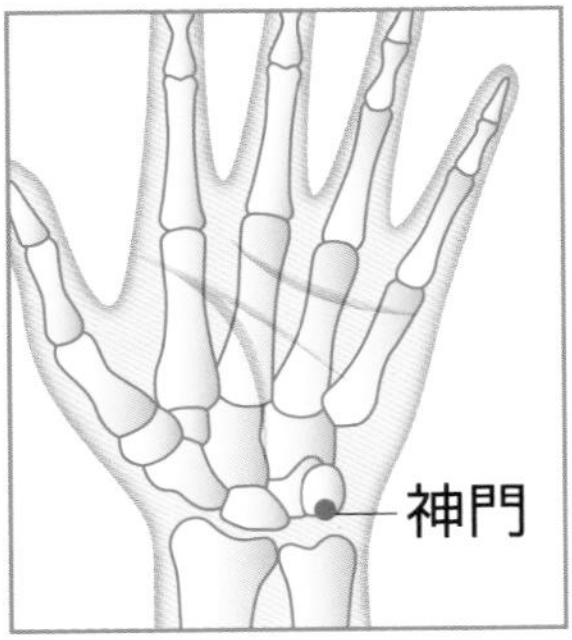

②神門

手首にある一番太い横ジワ上で、小指側にあるくぼんだところがツボの位置。

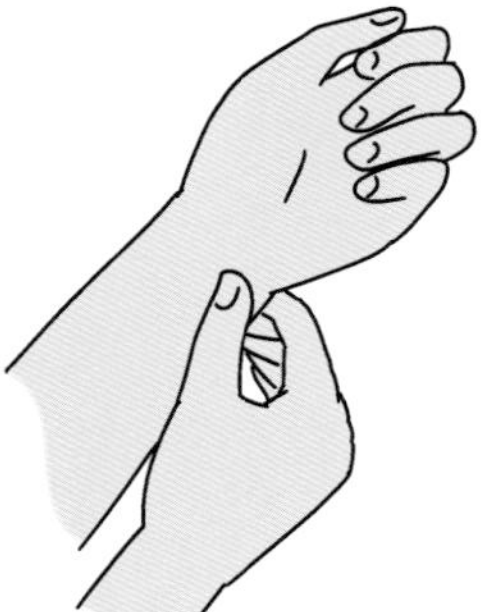

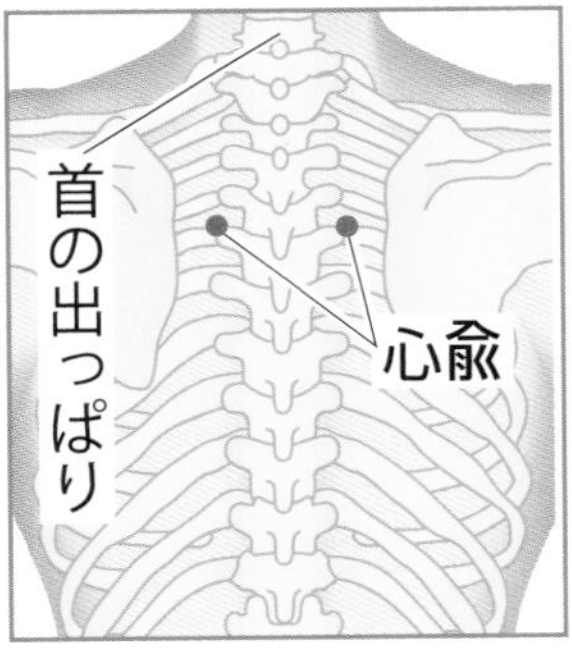

③心兪

首を前に倒したときに首の後ろで出っぱる骨を1番めとしたときに、上から５番めと６番めの骨の間で、背骨の中心から指２本分離れた場所がツボの位置。

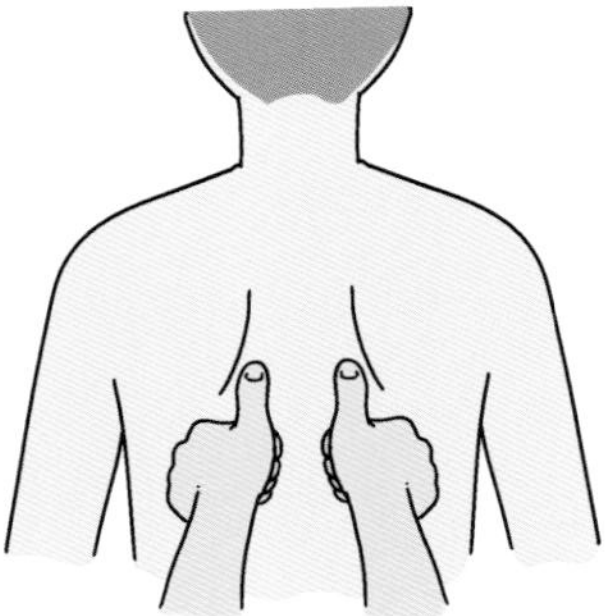

ポイント
- １ヵ所につき５～10回を目安に行う。
- 少し痛みを感じるくらいの強さで、約５秒間押す。
- 毎日朝晩に行う。症状が現れたときにも行う。

第7章

急に襲う息苦しさやぜんそく発作など緊急時に備えて覚えておきたい「呼吸困難・発作・パニック時の対処法」

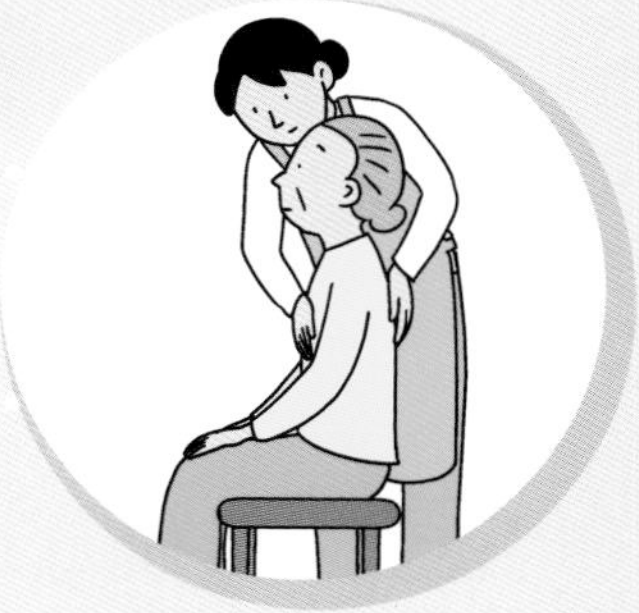

奥仲哲弥 国際医療福祉大学医学部呼吸器外科教授
山王病院呼吸器センター長

坂田隆夫 東邦大学医療センター大橋病院循環器内科元講師
アゴラ内科クリニック院長

「どんな症状が現れたら救急車を呼ぶべきか」など、急に襲う息苦しさ・呼吸困難・発作への対処法

息切れがする人は、肺や心臓の病気をはじめとする危険な病気を発症している可能性があります。初めのうちは軽症でも、ある日、突如として強い症状が現れることがあるので注意しなければなりません。具体的には、次のような状態になったら、早急に救急車を呼ぶか、救急外来を受診しましょう。

- 突然、息苦しさが生じた
- 胸が強く痛み、冷や汗、ひどいセキが出る
- 安静にしても症状が改善しない
- じんましんや顔のむくみ、体の表面の赤み、腹部の痛みがある
- 意識障害があり、呼びかけに反応しない
- 「ゼーゼー」「ヒューヒュー」という呼吸音の異常（喘鳴《ぜんめい》）があり、息苦しい
- 日常生活に支障が出るほど症状がひどい

呼吸困難になったら119番へ通報

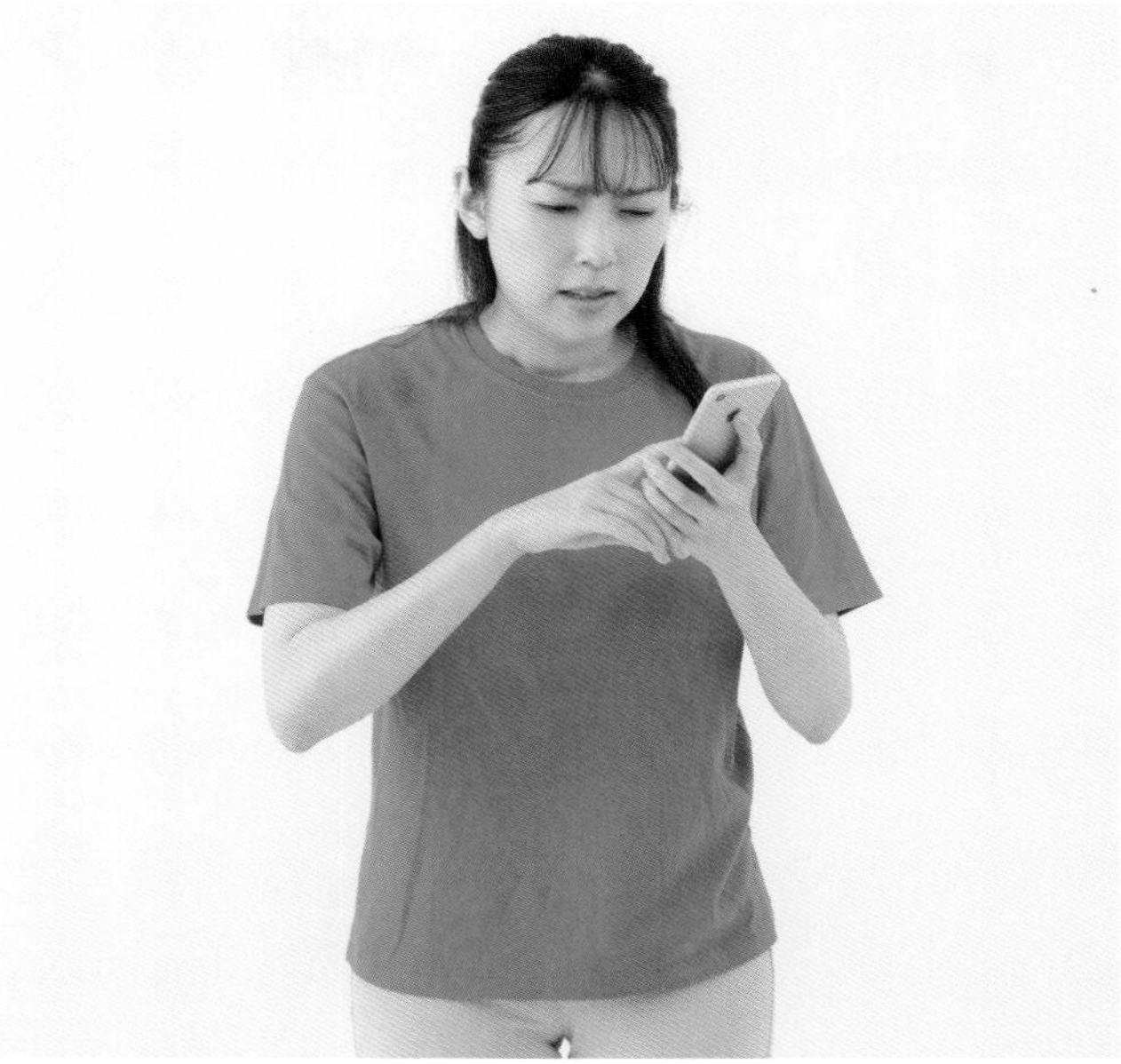

急に息苦しくなったら、早急に救急車を呼ぶことが肝心。外出先でも携帯電話から119番通報すれば、位置情報通知システムによって、正確な場所を伝えられる。

突然の**息苦しさ**、**呼吸困難**が起こる病気としては、若い人では**気胸**が多いのですが、中高年・高齢者は足の動脈にできた血栓（血液の塊）が肺に到達して起こる**肺梗塞**《こうそく》・**肺塞栓**《そくせん》**（エコノミークラス症候群）**や、**心不全**、**肺がん**が多く見られます。また、明け方に激しいセキで呼吸困難になり、喘鳴を伴う場合は**気管支ぜんそく**が疑われます。

病気以外でも、嚥下《えんげ》力（飲み込む力）が衰えている高齢者は、食べ物が気道につまり、呼吸困難を起こすことがあります。

なお、息苦しさが軽微でほかの症状を伴わない場合や、生活に支障がない場合は緊急性が低いので、救急車を呼ぶ必要はないでしょう。翌日以降に、かかりつけ医のいる内科などを受診してください。

（奥仲哲弥）

ぜんそくの場合は大発作なら迷わず救急車を呼び、中・小発作なら薬を吸入後ようすを見て「#7119」や「Q助」も活用

気管支ぜんそくは、重症化すると発作として激しいセキが出て、呼吸停止による突然死（ぜんそく死）が多発する危険な病気です。

気管支ぜんそくの発作は、次の3タイプに分類されます。

●**小発作**……喘鳴《ぜんめい》がして息苦しさはあるものの、**自力で動け、横になって休める軽度の発作**です。緊急度は低く、たいてい吸入ステロイド薬で改善します。

●**中発作**……**喘鳴やセキがひどく、苦しくて動けなくなる中等度の発作**です。吸入ステロイド薬を用いても発作が治まらない場合は、緊急度が高いので救急車を呼びます。病院に搬送後、入院治療が必要になることもあります。

●**大発作**……**会話ができないほど息苦しくて動くことができず、唇や指先が紫色になったり、意識を失ったり、呼吸が停止したりする高度〜重篤の発作**です。

大発作が起こったら迷わず救急車を呼び、早急に発作治療を受けなければなり

ません。重篤の場合は、病院の集中治療室に入院することになります。

なお、小発作、中発作でも大発作に移行することがあり、強い呼吸困難が起こると意識を失うことがあるので注意しましょう。発作がいつもよりも重く、息が苦しいと感じたら、ためらわずに救急車を呼ぶことが重要になります。

スマートフォン用アプリ「Q助」

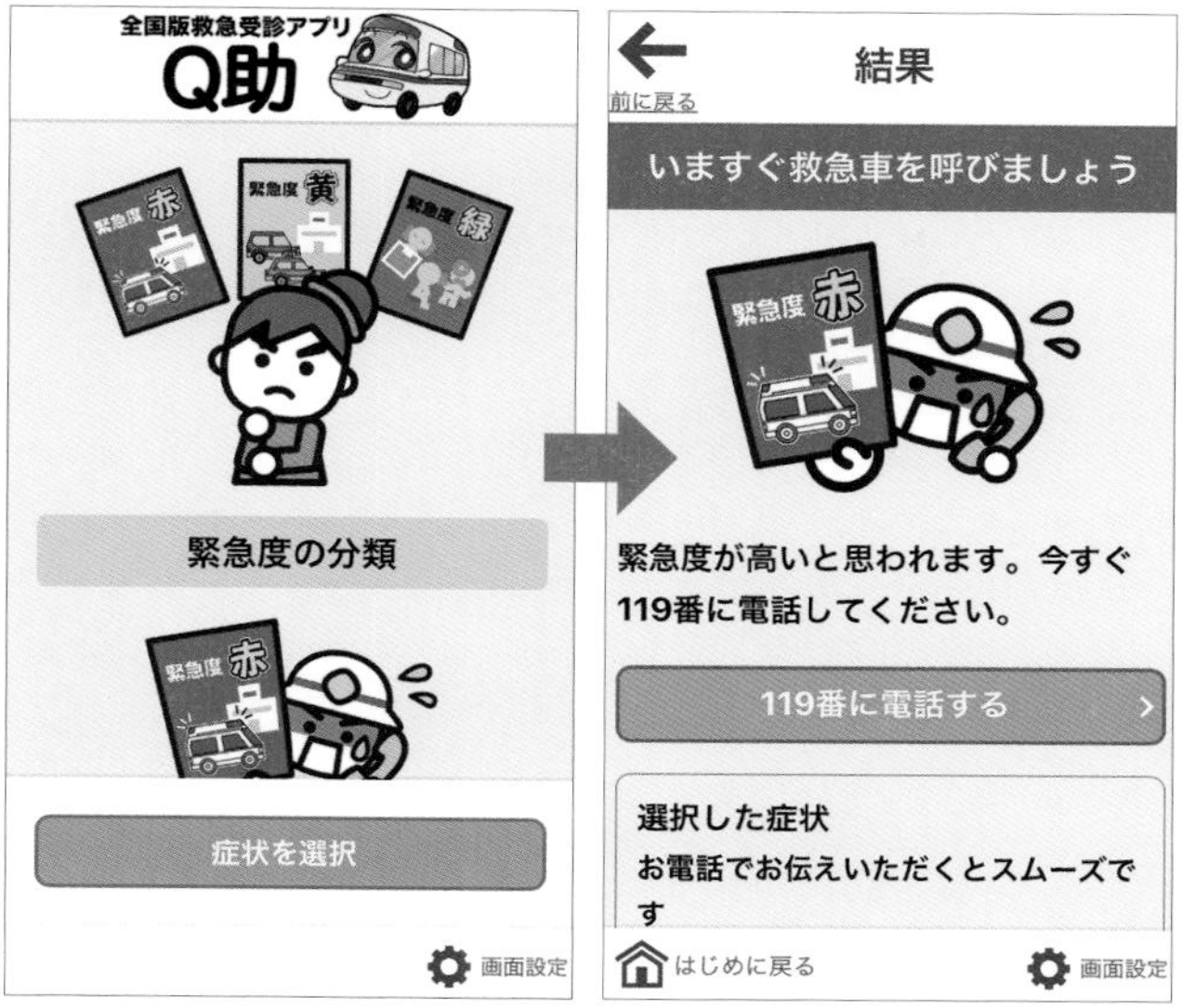

救急受診の緊急度を判定するスマートフォン用アプリ。画面に表示される質問に答えていくと、緊急度の高さがわかる。App Store、Google Playでダウンロード可能。

救急車を呼ぶべきかどうかで迷ったら、**消防庁の「救急安心センター事業」（電話番号は#7119）**に電話して、専門スタッフに相談しましょう。救急安心センター事業は、21都道府県で実施されています（2023年6月現在）。

また、消防庁は救急受診の緊急度を判定する**スマートフォン用アプリ「Q助」**を提供しています。このアプリでは、緊急度に応じた対応が表示されます。

（奥仲哲弥）

口すぼめ呼吸を促して呼吸介助法を施すなど、ぜんそく発作時に薬がなかった場合の緊急対処法

気管支ぜんそくの人は、緊急時に備えて呼吸をらくにする吸入ステロイド薬を主治医から処方してもらっているでしょう。しかし、外出中など薬が手もとにないときに発作が起こることも考えられます。また、高齢者で認知機能が衰えていたり、要介護で日常生活に介助が必要な場合には、いざというときに適切に薬を吸入できないことがあるかもしれません。

そんなときのために、ぜんそく発作の緊急時の対処法を心得ておきましょう。

まず、薬が手もとにないときに行ってほしい対処法は、**「口すぼめ呼吸」**です。やり方は、**鼻から「1、2」とゆっくり息を吸い、口をすぼめながら「3、4、5、6」と息を吐く**ことをくり返します。口すぼめ呼吸を行うと気道が広がるので、呼吸がらくになります。腹筋も使って呼吸する、腹式呼吸の要領で行いましょう。

次に、認知症や要介護の人で薬をとっさに吸引できない場合は、付き添いの人

呼吸介助法のやり方

座って行う場合

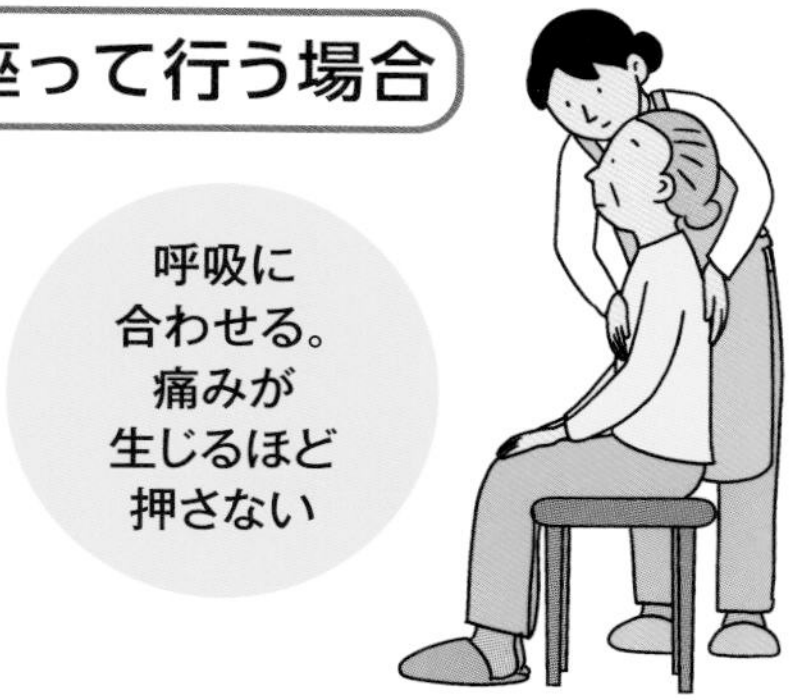
呼吸に
合わせる。
痛みが
生じるほど
押さない

1. 介助する人の利き手を胸の前に、他方の手を背中に当てる。
2. 呼吸に合わせて、息を吐くときに胸のほうの手で胸が動く方向に軽く圧迫する。

立って行う場合

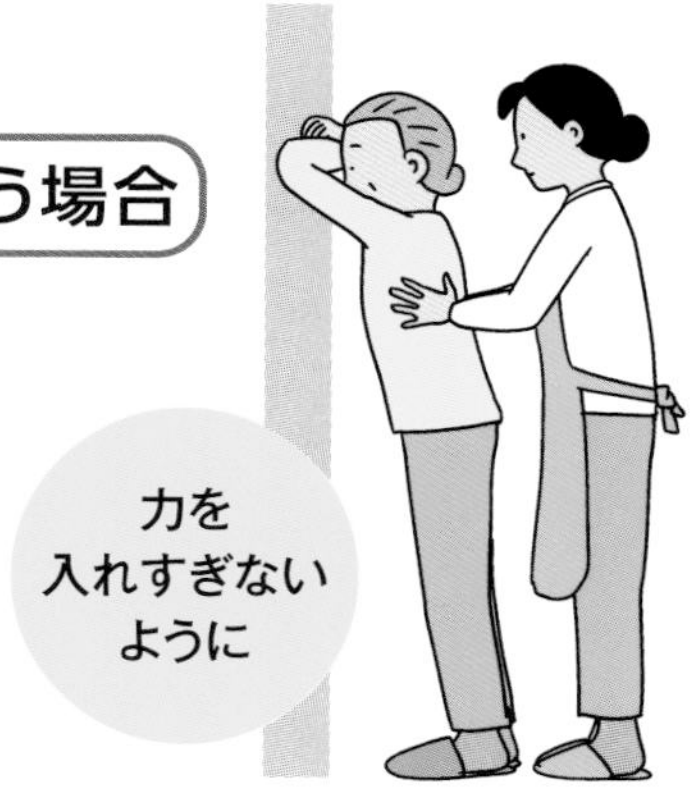
力を
入れすぎない
ように

1. 腕を上げてひじを曲げ、壁に当てる。
2. 介助する人は後方に立ち、両手をわきの下に当てる。
3. 呼吸に合わせて、息を吐くときに内部に向けて軽く圧迫する。

が**「呼吸介助法」**（上の図参照）を行い、呼吸の手助けをしてください。

呼吸介助法には、座って行う場合と、立って行う場合の2つのやり方があります。どちらも、**介助する人が本人の体に手を当て、息を吐くタイミングに力を加えます**。このように、外部から呼吸を手助けすることで、息苦しさを和らげる効果が得られます。

口すぼめ呼吸、呼吸介助法で息苦しさが改善しないときは、速やかに救急車を呼んでください。（奥仲哲弥）

心臓発作が起こったとき「救急車がくるまでにやるべきこと」と「ふだんからの備え」一覧

心筋梗塞《こうそく》、心不全、不整脈（心室細動・心室頻拍など）による心臓発作は、いずれも致死性が高く、命を取り留めるためには一刻も早い対処が必要になります。

救急車を呼ぶタイミングは、**心筋梗塞**なら胸痛発作の直後、**心不全**なら呼吸困難が悪化して起座呼吸（横になると呼吸が苦しく、起き上がるとらくになる状態）が始まったとき、**不整脈**なら意識を失ったり、その後に脳梗塞の兆候（体の片側が動かない、ろれつが回らない、物が二重に見えるなど）が現れたりしたときです。

救急車が到着するまでの間は、**衣服のボタンやベルトを外し、らくな姿勢を取りましょう**。周囲の人は、発作を起こした本人の脈を取り、**脈がない場合は一刻も早く心肺蘇生《そせい》を行います**。心臓病の家族がいる人は、消防庁が行っている救命講座を受講し、心肺蘇生のやり方を習っておくといいでしょう。緊急時の対処法、ふだんからの備えについての詳細は左ジ《ペー》を参照してください。

（坂田隆夫）

救急車がくるまでにやるべきこと一覧

- □ 衣服のボタンやベルトなどを外し、体の締めつけをゆるめる
- □ らくな姿勢を取る（半座位、起座位、シムズ位。141ページ参照）
- □ 救急隊員が家の中へ入れるように玄関の鍵を開けておく
- □ 周囲にいる人は、発作を起こした人の脈を取る
  〈脈がない場合の対処法〉
  ➡ 胸部を数度、強めにたたく
  ➡ 胸骨圧迫（心臓マッサージ）、AED（自動体外式除細動器）で心肺蘇生を行う

ふだんからの備え一覧

- □ 喫煙習慣のある人は禁煙する
- □ 適切な体重（BMI18.5 以上 25 未満）を維持し、肥満を予防する
- □ 血管の健康にいい食事を心がける
  ➡ 腹八分目、1 日 30 品目を目安にとる
  ➡ 間食をやめ、夕食は就寝の 3 時間前までに終える
  ➡ 肉類を控え、青背の魚（サバ、イワシなど）を積極的にとる
  ➡ 意識的に水分補給をする
- □ 適度な運動を習慣的に行う
  （目安としては 1 回30〜40分程度の速歩きを週３回程度）
- □ アルコールの摂取量は適量に抑える
  （目安としては 1 日にビール中ビン 1 本、または日本酒 1 合以内）
- □ 入浴時は、脱衣所と浴室を同じ室温にする
- □ トイレで必要以上にいきまないよう息を吐きながら排泄する、便秘を防ぐ（便秘の人は整腸剤などを服用する）
- □ 心筋梗塞や心房細動の人は、血栓予防薬（抗血小板薬、抗凝固薬）、アスピリンなどを服用する
- □ 心不全の人は、利尿薬、強心薬などを服用する
- □ 不整脈の人は、抗不整脈薬などを服用する

横になれるなら「シムズ位」、イスがあるなら「起座位」など呼吸困難時の呼吸がらくになる姿勢と呼吸法

気管支ぜんそくや心不全などで呼吸困難になったとき、呼吸がらくになる姿勢を取って安静にすれば息苦しさを和らげることに役立ちます。

呼吸がらくになる姿勢の取り方は、その状況によっても異なります。

家の中でぜんそく発作が起こったときは、背もたれに寄りかかる「半座位」や、枕などを使って前にもたれる「起座位」、枕やクッションを抱えながら横向きに寝る「シムズ位」の姿勢を取り、口すぼめ呼吸を行ってください（左ジペーの図参照）。

私たちの体は、腕を固定すると呼吸がしやすくなり、体を少し倒すと横隔膜が動きやすくなります。3つの姿勢は、そうした性質を応用しています。

和室で生活している人には、半座位がおすすめです。また、ふだんイスに座って生活している人は、起座位の姿勢を取るといいでしょう。

横になって休みたいなら、シムズ位が最もらくに呼吸できます。シムズ位をや

呼吸がらくになる姿勢

半座位

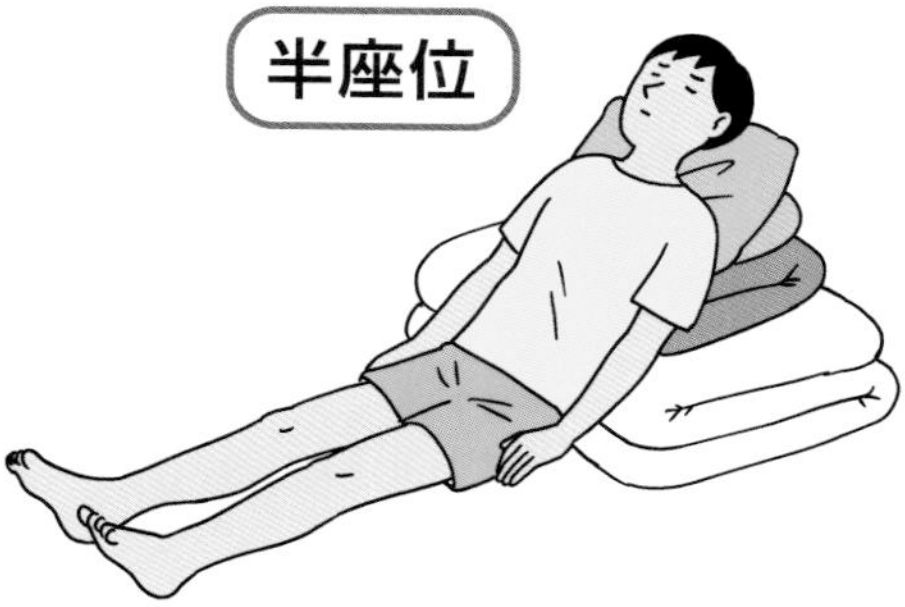

起座位

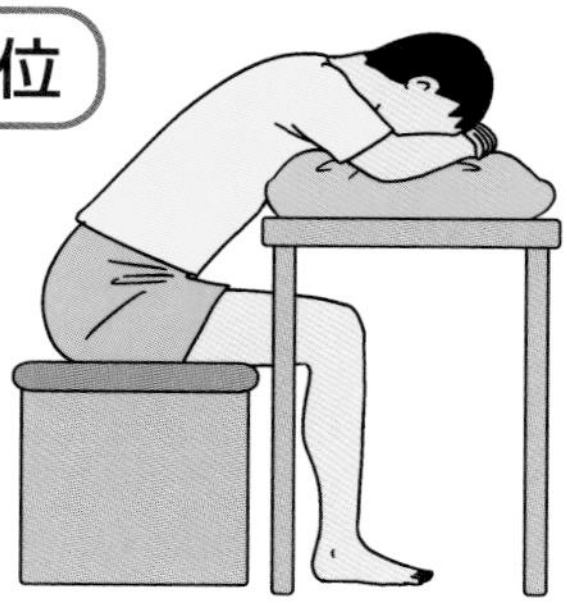

シムズ位

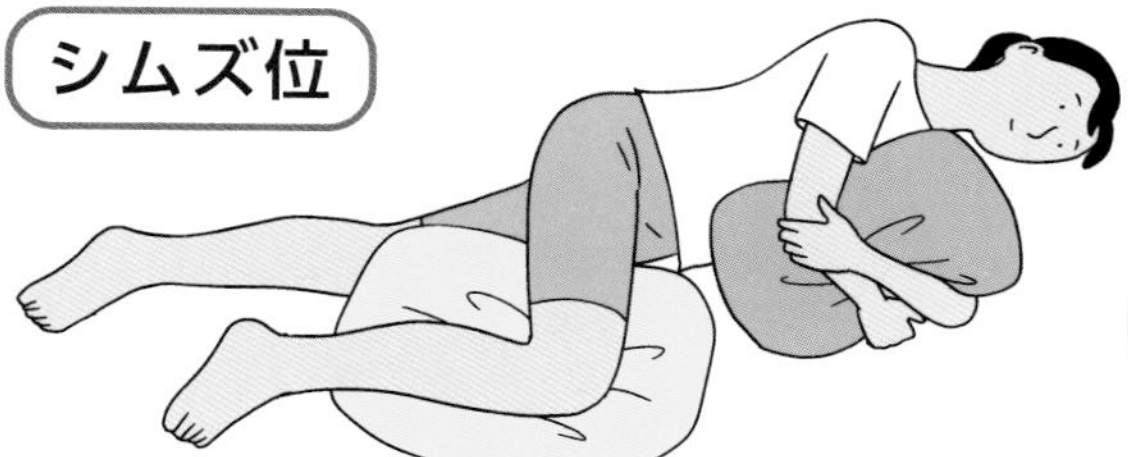

体の下のほうのひじを曲げ、腕枕の要領で頭を支えるなど、呼吸が最もらくな姿勢を探してアレンジするといい

1. 枕やクッションを抱いて、横向きに寝る。
2. 体の上側にくる足のひざを曲げ、別の枕やクッションの上に置く。

ると、腹筋がゆるみ気道が確保されるので、息苦しさを改善する効果が得られます。

シムズ位の基本的な姿勢の取り方は、上の図のとおりですが、呼吸がもっとらくになる姿勢が見つかったら変更してもかまいません。腕枕の要領で頭を支えるなど、いろいろ試してみてアレンジを加えるといいでしょう。

なお、枕やクッションを使わずに前かがみの姿勢を取ると、よけいに息苦しくなって呼吸ができなくなるので注意してください。（奥仲哲弥）

解説者紹介

（解説順）

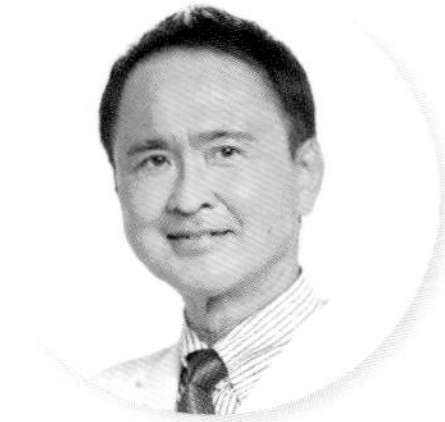

国際医療福祉大学
医学部呼吸器外科教授
山王病院
呼吸器センター長

奥《おく》仲《なか》哲《てつ》弥《や》先生

肺がん、縦隔腫瘍、自然気胸、肺気腫などが専門の呼吸器外科医。東京医科大学卒。同大学院修了。ケースウェスタン・リザーブ大学外科講師、ロンドン大学国立医用レーザー研究所リサーチアソシエイツ、東京医科大学呼吸器外科講師、東京医科大学外科客員教授を経て、現職。特に胸腔鏡手術や早期中心型肺がんに対する内視鏡的レーザー治療を得意とする。また、呼吸法や呼吸筋のストレッチ法などの普及も積極的に行い、テレビやラジオなどのメディアでのわかりやすい解説にも定評がある。日本呼吸器外科学会認定指導医・呼吸器外科専門医、日本外科学会認定指導医・外科専門医、日本呼吸器内視鏡学会認定指導医・気管支鏡専門医、日本レーザー医学会認定指導医、日本呼吸器学会認定呼吸器専門医など。

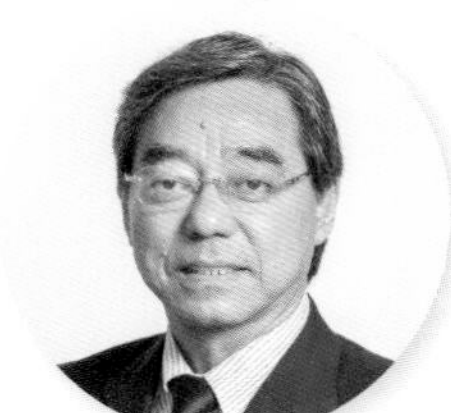

東邦大学医学部名誉教授
小田原循環器病院病院長

杉《すぎ》 薫《かおる》先生

循環器内科、特に不整脈、心臓電気生理学が専門。東邦大学医学部卒。同大学の医局に勤務後、内科助手を経て、米国に電気生理学研究員として留学。神奈川病院循環器科医長、東邦大学医学部助教授、東京労災病院循環器内科部長、東邦大学医学部教授、東邦大学医療センター大橋病院病院長を歴任後、2016年に小田原循環器病院病院長に就任。東邦大学医学部名誉教授。心臓・腎臓の疾患の合併症まで含めたトータルケアを行い、地域に根差した医療を展開し、高度な専門技術で患者さんが納得のいく医療の提供に尽力している。日本循環器学会関東甲信越地方会評議員。日本循環器学会認定循環器専門医、日本不整脈心電学会名誉会員・不整脈専門医、日本循環器学会認定FJCSなど。

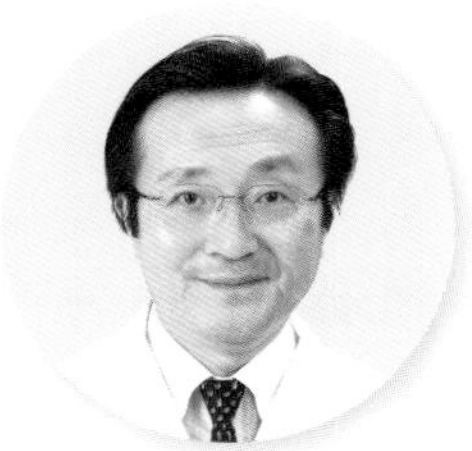

東北大学名誉教授
山形県立保健医療大学
理事長・学長

上月正博《こうづきまさひろ》先生

1981 年東北大学医学部卒。2000 年東北大学大学院内部障害学分野教授、2002 年東北大学病院リハビリテーション部長（併任）、2008 年同障害科学専攻長（併任）、2010年同先進統合腎臓科学教授（併任）、2022年東北大学名誉教授、山形県立保健医療大学理事長・学長。日本腎臓リハビリテーション学会理事長、国際腎臓リハビリテーション学会理事長、日本リハビリテーション医学会副理事長、日本心臓リハビリテーション学会理事などを歴任。日本腎臓学会功労会員。腎臓専門医、高血圧専門医、リハビリテーション科専門医など。2018年には腎臓リハビリテーションの功績が認められ、心臓や腎臓の分野に貢献した科学者に贈られる世界的に名誉ある賞「ハンス・セリエメダル」、2022年には「日本腎臓財団功労賞」を受賞。

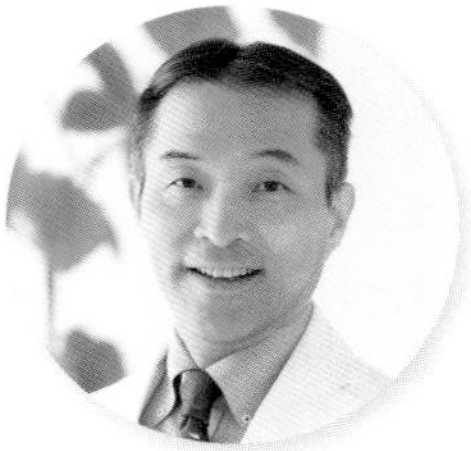

東邦大学医療センター
大橋病院循環器内科元講師
アゴラ内科クリニック院長

坂田隆夫《さかたたかお》先生

専門は不整脈。東邦大学医学部卒。三井記念病院循環器内科、スイスベルン大学留学。東邦大学医療センター大橋病院循環器内科講師、日産厚生会玉川病院循環器科副部長、東邦大学医療センター大橋病院循環器内科客員講師などを歴任し、現職。訪問診療や患者さんの心と体に向き合う自律神経外来を行う。公益社団法人調和道協会と連携して、呼吸と自律神経の関係や呼吸法が心と体に及ぼす変化について科学的に研究。息をゆっくりと長く吐く深い呼吸「長生き呼吸」を提唱・普及している。日本循環器学会循環器専門医、日本不整脈心電学会不整脈専門医、日本内科学総合内科専門医、日本医師会認定産業医など。

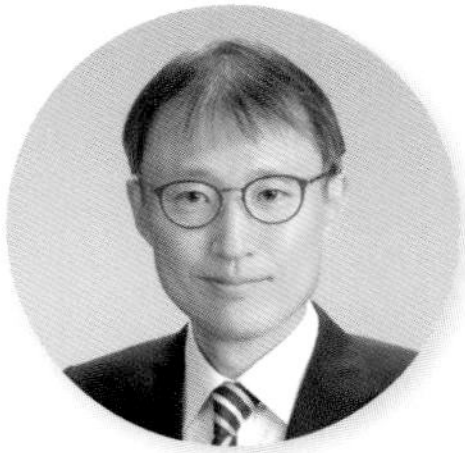

国際医療福祉大学
臨床医学研究センター教授
山王病院呼吸器センター
内科副部長

須藤英一《すどうえいいち》先生

専門は肺炎、肺気腫、気管支炎、気管支ぜんそくなど。山形大学医学部卒。東京大学大学院修了。東京大学医学部附属病院老年病科助手（現助教）、大蔵省印刷局東京病院内科医長を経て、現職。慢性閉塞性肺疾患（COPD）に呼吸体操など肺理学療法を含む呼吸リハビリテーションを、嚥下性肺疾患（誤嚥性肺炎）には嚥下リハビリテーションを積極的に取り入れ、治療効果を高めるのに役立てている。20年以上も前から、息切れなどの呼吸器症状に悩む人向けに呼吸教室を開催し、好評を博している。日本呼吸器学会認定指導医・呼吸器専門医、日本老年医学会認定指導医・老年科専門医、日本抗加齢医学会認定抗加齢医学専門医、身体障害者福祉法指定医（呼吸器）、日本内科学会認定内科医、日本医師会認定産業医など。

息切れ 動悸・胸痛
自力で克服!
名医陣が教える
最新1分体操大全

2023年8月8日　第1刷発行
2024年5月10日　第6刷発行

編 集 人　上野陽之介
編　　集　わかさ出版
編集協力　菅井之生
装　　丁　下村成子
D T P　カラーズ／小出大介　髙島直人
菅井編集事務所
本文デザイン　カラーズ／小出大介　髙島直人
イラスト　前田達彦　デザイン春秋会
撮　　影　寺島　佑(fort)
モ デ ル　中川朋香
発 行 人　山本周嗣
発 行 所　株式会社文響社
〒105-0001　東京都港区虎ノ門2丁目2−5
共同通信会館9階
ホームページ　https://bunkyosha.com
お問い合わせ　info@bunkyosha.com
印刷・製本　中央精版印刷株式会社

ISBN978-4-86651-656-1

本書は専門家の監修のもと安全性に配慮して編集していますが、本書の内容を実践して万が一体調が悪化する場合は、すぐに中止して医師にご相談ください。また、体調や疾患の状態には個人差があり、本書の内容がすべての人に当てはまるわけではないことをご承知おきのうえご覧ください。

この本に関するご意見・ご感想をお寄せいただく場合は、郵送またはメール(info@bunkyosha.com)にてお送りください。